ちくま新書

からだを読む

養老孟司
Yoro Takeshi

363

からだを読む【目次】

口と肛門

mouth and anus

†たまには身体のことを

　さてこれから、あらためて人体を検討してみようと思う。具体的には、口からはじめて、肛門まで抜ける。とりあえずそういうつもりだが、もちろん、わき道も多い。肛門まで行けば、外に出られるが、途中で行方が知れなくなる恐れもある。人体を具体的に語るはずだが、そうばかりもいかない。考え方で、人体の見え方が違ってしまうからである。だから考え方の話になることもある。

　一般の人は、人体をよく見る機会がない。見たとしても、たかだかストリップまでであろう。皮を剝《む》いた中身など、とうてい見る気はなかろう。しかし、動物の肉は、ふだん平気で食べている。それなら、人体の内部を見るなんておぞましい、という感覚は、単なる偏見に過ぎまい。食肉だって、だれかが、牛や豚の皮を剝《は》いでくれているはずだからである。

もっとも、そう聞いただけで、すでに極端な意見だと思っているに違いない。しかし、私が人体を論じるのは、単にそれが、われわれ自身であるからに過ぎないのである。外からであれ中からであれ、自分自身を正面から見られない「文明」など、いずれ滅びるに決まっているではないか。

現代人には、江戸の人間は、封建的偏見のかたまりに思えるであろう。それなら、現代人でも同じことである。現代には現代の、現代病という偏見があるはずだからである。人体、そんなものは、私の生活には関係がない。医者にまかせておけばよろしい。これが、典型的な現代病の一種である。身体をそうして制度化してしまうのである。医療制度のなかに入れたつもりで、本人は安心している。

いくら制度のなかにしまいこんだとしても、あなたの身体は、しょせんあなた自身のものでしかない。他人があなたに代わって食事をし、便所に行き、性行為を行ない、心臓が血液を送り、免疫系がガンを防ぎ、要するに「生きてくれる」わけではない。身体は、じつはあなただけのものである。あなたの真の財産は、考えてみれば、それだけなのである。あとのものは、自分で財産だと「思っている」だけである。「思っている」のは、身体のほんの一部である、あなたの脳である。

そういうわけで、たまには身体のことを考えてみたら、というのが、私の提案である。

もっともこれは、まったくの余計なお世話である。考えないで生きることも、生きることのうちだからである。動物を見れば、それがよくわかる。それならそれで、私のほうに、とくに言うべきことはない。

†言葉と解剖

まず応用問題を出そう。

「口と肛門を解剖してみよ」

もし学生に死体を与えて、こういう問題を出したとする。どうなるか。

もちろん、解剖はできない。口や肛門に、実体はないからである。

この点はしばしば意識されていない。なぜか。口も肛門も、人体に関する用語である以上、漠然と「もの」の名前だと考えている人が多いからだと思う。ものの名前であれば、対応するものが存在するはずである。もちろん、死体を目の前において、口や肛門を指さすことはできる。

とすれば、

「指で指しているものがあるはずだ」

と考える人もあろう。たしかにそこにはなにか「ある」のだが、さて、

「それだけを取り出してみろ」

といわれると、あらためて考えてしまうのではないか。じつは、「口だけ」取りだすことは、できないのである。

これはつまらぬ指摘のようだが、ものと名前の関係について、示唆する点が多い。ここでこんなことを持ち出した理由は、第一に、われわれは言葉が既成である世界に住んでいる、ということを指摘したかったからである。日常とくに言葉を利用する職業の人ほど、言葉の既成感覚が強くなる。それが一方では、

「正しい言葉遣いとはなにか」

という議論にもなれば、

「言葉の機能は伝達である」

という表明にもなる。

しかし、「正しい言葉遣い」と言われたって、そもそも言葉がなければはじまらない。だから、この言い方では、言葉がすでに存在することが前提になっているとわかる。言葉の機能は伝達、今風に言えば、つまりコミュニケーションだという。しかし名前がまだついていない、未知のものを示そうとすれば、どうにも言葉にならないではないか。

昔から、

「筆舌に尽くしがたい」

という。視覚言語でも、音声言語でも、表現できない、というのである。それを既成の言語で、なんとかうまく表現しようとする。文学者とは、たとえばそういう人たちであろう。「オッカムのかみそり」というのがある。ウィリアム・オッカムは、イギリスのスコラ学者である。オッカムのかみそりとは、

「存在者を必要以上に増してはいけない」

という原理をいう。いかに筆舌に尽くしがたくても、既成の言葉で表現せよというのは、一種のオッカムのかみそりである。文学であっても、科学とそう原理が異なるわけではない。言葉の種類をむやみに増してはいけない。既成語の範囲内でやれ。この「既成」が、いつからそれで「十分」だということになったのか。それは私は、よく知らない。

ところが、解剖学は、「言葉になっていなかった」人体を、「言葉にする」作業だった。因果な商売だというほかはない。人体との対照のうえで、言葉を「創り出す」という仕事を、だれに頼まれたわけでもないが、なんとなく受け持っているのである。そうなると、おそらく哲学者しか議論しない、あるいは哲学者ですら、いまでは議論しないであろうような、ものと言葉の関係といった、「常識の問題」を考えなくてはならない。

†境界問題

さて、まず口である。

教科書によっては、

「口は消化管の入口である」

と規定してある。「口」は「入口」だというのだから、これは同語反復の典型である。そもそも入口という言葉が、口という言葉に由来するのであろう。苦しまぎれとはいえ、学者というのはズルいことをするものである。

この伝でいけば、肛門とは消化管の出口ということになる。こうした「出口」「入口」風の定義は、いわば機能的な見方といっていい。口の機能、つまりはたらきの意味が転用されて、むしろ建築物の「入口」になったのであろう。口は食物が出入りするところだからである。

こうしてみると、口とか肛門とか、われわれがふつうに用いている名詞も、実体は変なものである。目で見れば、たしかになにかあるが、実体がない。「口が重い」というのは比喩に使われるくらいのもので、実際には、口の重量は測れない。肛門の重さに至っては、「肛門が重い」という比喩すらない。

こうした状況を、私は、解剖学における「境界問題」と呼んでいる。消化管とは、身体をつらぬく、一本の管である。消化管は身体の外に開いているが、開口部は身体の前後に二つあって、そのそれぞれに、口と肛門という名前がついているのである。ところが、開口部というのは、要するに境界だから、理想的には線になってしまい、常識に反して、実体がない。

境界問題という表現は、私が勝手に作ったものである。一般にはこれを言語の分節性というらしい。そう言われても、なんのことやら、すぐわかる人は少ないであろう。じつはいったん言葉にしてしまうと、現実というもののあいまいさが消えてしまう。逆にそうすることによって、言葉は現実をいわば「切り取る」のである。歴史的には、おそらくそのようにして発生したのが、人体を実際に「切り取る」作業、すなわち解剖である。だから解剖学は言葉を創り、人体を言葉で埋め尽くした。

「日本人」と言葉でいえば判然としているようだが、その中には「人でなし」もいる。あいつは「人間じゃない」というのも混じっているはずである。外国人が帰化した人も含まれている。言葉には、それを一億ひとからげにして「日本人」にしてしまう作用がある。台湾の高砂族と呼ばれた人たちは、戦前はたしか日本人だったが、戦後は台湾人つまり多分中国人になった。その人たちに対する配慮までは、日本人という言葉にはない。

さて解剖学では、この境界問題を、どう具体的に処理しているのであろうか。

解剖学では、口という用語を、正式には置かない。おそらくそれに実体がないからであろう。実体がなければ、解剖はできない。それなら、解剖学では、なくてもいい用語である。

ただし、肛門という用語は正式に置いてある。これはおそらく、正式の用語から、「口」は消したものの、肛門は消し損ねたのである。口とは違って、肛門については、そういう言葉を置いたほうが便利だからである。それがないと、外から肛門を指示する用語がなくなってしまう。口は、その点、「唇」という用語があるから、指示に不自由はない。

前後に二つ存在する、消化管が身体の壁をつらぬくところ、そのうしろの方が肛門だが、これに対しては、肛門管という用語が正式に置いてある。肛門管を最初に記載したサイミントンという一九世紀のイギリスの解剖学者は、「肛門管こそが実質的な肛門である」と規定している。かれは、肛門には実体がないということを知っていたのである。だから、消化管のいちばんうしろの部分が、身体の壁をつらぬく部分、つまり直腸のうちで、体壁をつらぬく部分を「肛門管」と定義した。右のような議論をしないと、かれの言う「実質的な肛門」の意味は、理解できない。

口は境界問題そのものである。そう思ってもらわないと、口の話がわかりにくくなる。

解剖学では、口の境界問題をどう処理しているであろうか。

まず口を開くと生じる隙間を、口裂《こうれつ》と呼ぶ（図1）。口を開かなくても、口裂では上下の唇が癒着しているわけではない。したがって、ここで口裂を定義できる。上下の唇のあいだの裂け目だと言えばいい。口裂を定義したとたん、またそこに境界問題が生じる。どこまでが口裂か、ということである。そんなことは、だれも考えない。考えても、なんの役にも立たないからである。

さて口裂は解剖できるか。できない。これは単なる空間であって、なにかあったとしても、そこにあるのは空気か唾液あるいは食べかけの食物である。こういう空間は、後にも述べるように、解剖学の対象には、たくさん含まれている。

口裂より後方の口のなかは、口腔《こうくう》か。そうはいかない。唇よりうしろで、歯よりも前の空間、これを口腔前庭《ぜんてい》という。そんなところがあったか。もちろん、ある。これができるについては、なかなか重要なわけがある。それは後に述べる。口腔前庭のうしろが、真の口腔である。ここまで来れば、やっと口の中に入る。

ただし、ここまで説明したのは、単に空間だけのことである。それが空間である以上は、それをかこんで、構造がなければならない。それが次項の話になる。

唇 *lip*

†唇とはなにか

唇とはなにか。そんなことは、わかりきっている。口のまわりの、あの赤いところ。そうはいかない。解剖学では、あれを唇とは言わない。

では、唇とはなにか。図2に示した標本は、ヒトの唇である。ヒトの下唇を切片にして、顕微鏡の弱い拡大で見たものである。この種の標本は、一九世紀以来、伝統的に組織学の教育に用いている。組織学というのは、人体を顕微鏡で観察する、解剖学の一分野だと思えばいい。

この標本では、皮膚から口の粘膜への上皮の移り変わりや、唾液腺《だえきせん》、横紋筋《おうもんきん》、末梢神経、結合組織などのようすが、一枚の標本で、すっかり観察できる。だから、組織学の初心者が観察するには、よい材料になるのである。

これと同じような標本の写真を、じつはある出版社の高校用の生物学教科書の口絵に用

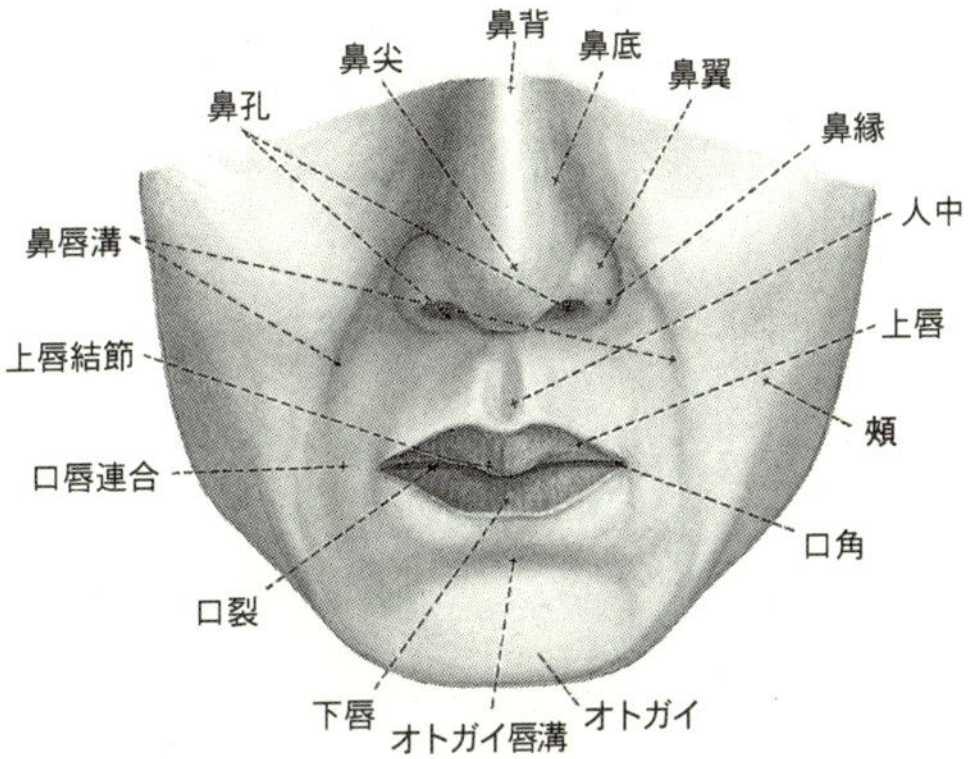

図1　口，鼻周辺.

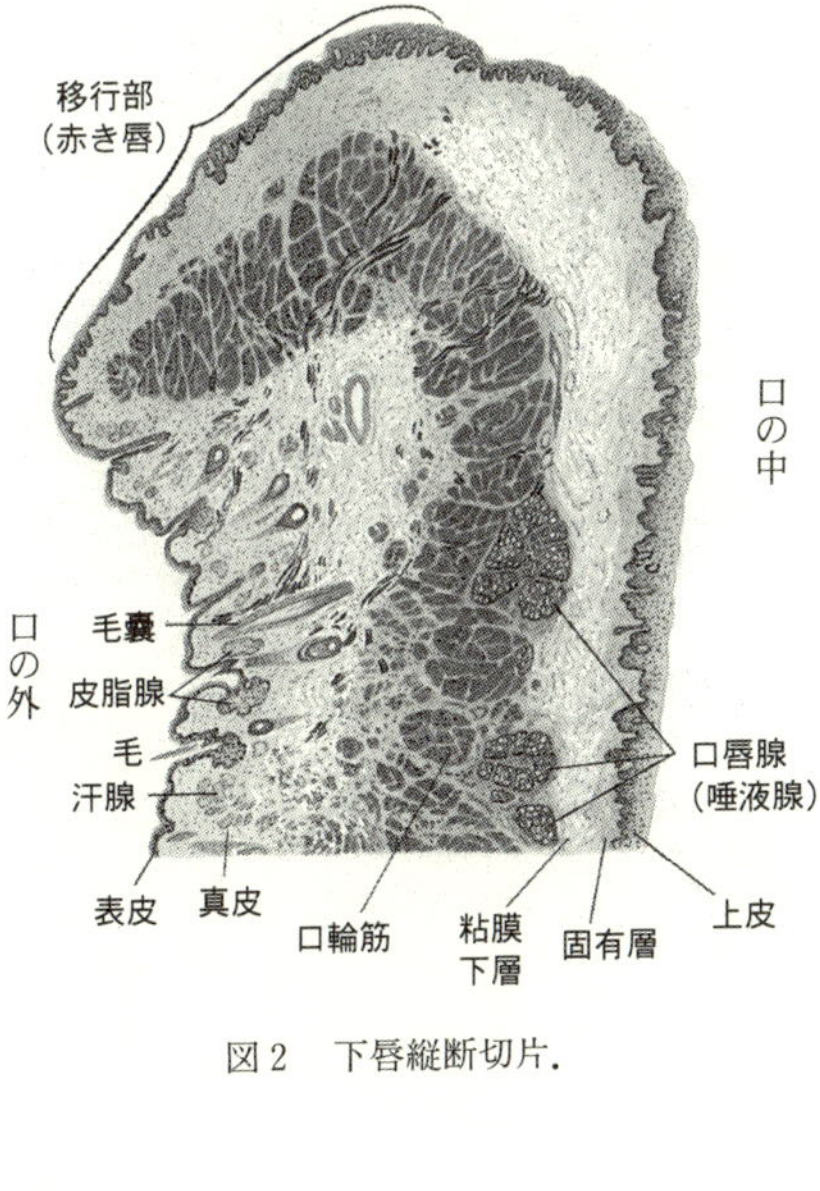

図2　下唇縦断切片.

いた。しばらくして、案の定、苦情が出た。教科書の検定官というのはなかなかやかましい。この標本には、毛が見える、という。唇には、毛はないはずだ。毛の写っている写真を、唇と呼んではいけないのではないか。

こういう苦情を、「待ってました」というのである。この検定官は、唇とは、「赤いところである」と考えている。ところが人体解剖学では、唇とは赤く見える範囲だけを指すのではない。唇には上唇《じょうしん》と下唇《かしん》とがある。鼻唇溝《びしんこう》といって、鼻の両脇に下方へ伸びる溝があるが、上唇とは、この溝から内側の鼻の下をいう。この溝より外が、頬である。つまり、歯の前にかぶさっている、相当に大きな実体が、解剖学でいう、ヒトの上唇と下唇なのである（図1）。

そんなことを言っても、それは解剖学という専門分野での特殊な定義だろう。だから学者、とくに専門馬鹿は困る。自分の分野の勝手な都合を持ち出して、一般の常識に反抗する。そんな暇があったら、もっと有益なことを考えなさい、有益なことを。だれもが解剖学の専門家ではない。唇といえば、だれだって、赤いところを指すと考えるではないか。そういう苦情が出そうである。

それはそれで、とりあえずは結構だとしよう。では、もしそうしたとする。そうすると、いま私が定義した、解剖学的唇の部分は、いったいなんと呼んだらいいのか。上唇は、

「鼻の下」とでも呼ぼうか。かなり大きな範囲だから、これを無名のままに放っておけば、

じつは皆さんが困る。たとえばそこに、オデキやガンができたとする。（赤い）唇の上の

ほうで、鼻の下、とでも呼ぼうか。素人ならそれでも済むが、医者はそういかない。正

確な記載をする必要があるからである。言っておくが、オデキやガンは、表面だけにでき

るものではない。

構造単位

唇を、右に述べたように、解剖学的に定義するについては、それなりに重大な理由があ

る。それは、解剖学的唇とは、「構造単位」だから、ということなのである。解剖学的唇

の中には、標本を見てもわかるように、さまざまな構造が含まれている。それらの構造は、

デタラメにそこに存在するわけではない。

たとえば、解剖学的唇の中にある、横紋筋を例にとろう。これは、口輪筋《こうりんきん》と呼ばれる筋

である。これは、解剖学的唇の中にあって、口裂の周囲を取り巻いて走り、主として口裂

の開閉に関わる。筋にはすべて、それを支配する神経があるが、口輪筋はいわゆる表情筋

の一つであって、表情筋は顔面神経に支配される。だから片側の顔面神経麻痺が起こると、

口輪筋も片側が麻痺する。すると口のききかたが変になるだけでなく、口に入れた水や食

物が、麻痺側から漏れる、という現象が起こる。唇がきちんと閉じないからである。歯医者の麻酔で、似たような現象を経験した人もあるであろう。

いいですか。この筋肉は、解剖学的唇の中に広がるのであって、赤い唇の中だけにあるのではありません。

いったい、なにが言いたいのか。大切なことは、筋肉に着目しても、解剖学的唇は、一つの「構造単位になっている」ということなのである。解剖学用語は、目で見た、ただの「印象」によって、つけられるのではない。だから、まずはじめに、口や肛門は解剖できない、と述べた。口や肛門は、「構造単位」ではないのである。解剖学における名称は、まずなにより、さまざまな構造を含んだうえで、一つのまとまった構造単位をなしている対象に、つけられるのである。「細胞」や「器官」は、その典型的な例である。こうした構造単位は、生体を見てだけ、判定されるのではない。発生的に一つの単位となる場合もまた、重視されるのである。

さらに、われわれの身体は、じつは何億年という歴史のうえに成立している。その歴史を進化という。では、進化的には、唇はどう考えたらいいのか。この場合には、解剖学的唇と頰とは、同じような構造を持った単位として、重要な存在である。なぜか。

この二つの構造は、哺乳類に限って見られるものである。そして、哺乳類という名が示すような、哺乳という機能が成立するためには、唇と頬とは、欠くことができない構造なのである。それは、子どもが親の乳首に吸いつく、という行動を考えればわかるはずである。爬虫類では、唇も頬もなく、したがって「口は耳まで裂け」、口裂から歯がはっきり見える。哺乳類では、上下の唇を閉じると、歯は見えない。ところが、爬虫類では、唇がないから、唇の閉めようがない。この口で、乳首から乳を吸おうとしたら、どうなるか。母親の乳首をかみ切ってしまうであろう。そうでなくても、爬虫類型の口では、口裂から、乳がどんどん漏れてしまうことになる。だから進化的すなわち系統発生的には、唇と頬とは、まさしく「哺乳」類の特徴である、哺乳を可能にした「器官」であって、その意味で、唇を構造単位として立てる理由は、系統発生的には、立派にあるということになる。

人体の解剖を勉強したらしたで、動物のことは考えない。そうすると、こういう理解ができなくなってしまう。べつにどっちだっていいではないか。そういうことになりがちなのである。

†赤き唇

では、「赤き唇」のほうはどうなるのか。これには「赤唇縁《せきしんえん》」ないし「唇紅《しんこう》」という術語があてられている。ラテン名では、rubor labiorum という。rubor は「赤」、labium

は「唇」のことである。ただし、現在ではこれは、解剖学用語には含まれていない。「赤き唇」はヒトの特徴であって、他の動物には見られない。ご存じのように、サルにも、「赤き唇」はない。だから、これは進化的構造単位とはいえない。

なぜ「唇」が赤いかというと、そこでは表皮つまり皮膚のいちばん表面の構造部分の性質が粘膜に近くなって、表皮下の血管の色が透けて見えるからである。だから、唇はつねに赤いわけではない。血液の状態によって、青黒く見えたりもするのである。

そう思えば、赤いのは、唇だけではない。口の中の粘膜を見れば、全部が「赤い」。要するに、赤き唇は、消化管の粘膜に続く上皮が、顔の表面に露出してきただけのことである。「口の中」のはずのものが「口の外」に顔を出したので、目立ってしようがないのである。動物では、口の中のものは、口の中にちゃんとしまってあるだけの話である。それならヒトでは、消化管の前端が、唇として、なぜいわば「反転」して、外に露出したのか。これはまた別の話になる。

なにはともあれ、唇の定義が、単なる「解剖学上の慣用」であるとか、「ことばの問題」とかで決まっているわけではないことは、ご理解いただけたであろうか。もし、

「赤唇縁ないし唇紅を解剖学上の唇とすべきである」

という意見があるなら、それは、単なる慣用やことばの辞書的な定義からではなく、解剖

学上の「構造単位」の問題として、提議されなくてはならない。慣用としては、「赤き唇」のほうが便利かもしれないのだが、唇に含まれる構造や、唇以外の構造と唇との関連を考えた場合、それでは議論や定義がかえって煩雑になってしまい、全体としての整合性が悪くなることは、十分に考えられる。ここにもオッカムのカミソリが、そうした意味できちんとはたらいているのである。

「赤き唇」は目立ちはするが、これを構造単位として立てることはできない。この問題は、口や肛門の問題に、やや似ていることに気づかれるであろう。このように考えてみると、唇という語の定義一つをとってみても、その背後には、いわば解剖学のシステム全体が存在するのである。それを単に「ことばの問題」だとするのは、素人の議論だし、「便利ならそれでいいじゃないか」というのも、だれのために、どのような状況で便利なのか、という背景を抜きにすることはできない。

実用性を主張する議論では、しばしばそこを省略して、人をダマすのである。高校の教科書に、写真だけのせている分には、唇が「赤き唇」だと理解されていても、それで十分であろう。しかし、ことばを創出し、それによって人体を記述し、社会の偏見と戦いながら、理解を深めようとしてきた、多くの先人たちの努力を考えると、既成のことばの上に「ただ乗り」している、現代のわれわれの常識や便宜というものが、ある点では、いかに浅薄なものか、それを指摘せざるをえない。

なんだか小言幸兵衛みたいになってきたが、専門分野を素人にわかるように説明せよというのは、言うは易く行なうは難いものの典型であろう。私は素人は黙れ、と言っているのではない。しかし、大真面目に人体解剖学の解説をしようと思えば、その背後に、近代解剖学五〇〇年の歴史が控えていることを、無視できない、と述べているだけである。

唇とその周辺

snout?

†接吻

唇はヒトでは変に目立つ。たとえば接吻。これが出てこない映画は、ほとんどないと思う。それにしても、接吻という表現は、いささか古風というべきではないか。いまではキスが一般的らしい。べーゼという仏語もあるが、これでは通じない可能性も高い。

キスなどと書くと、サカナの一種とまぎらわしい。だから私はこの表現は好まない。そうかといって、接吻という表現は、古風なこともさることながら、おそらく「吻」という字が一般性を欠く。どうせこんな字は常用漢字にはない。「吻を接する」から接吻だが、この吻は、あとで述べるように、比較解剖学ではなかなかむずかしい構造である。

諸種の動物において、顔面前方になんとなく尖って突き出している部分、それが吻である。動物はふつう前方へ向かって進むから、この部分がまず新しい環境に突っ込むことになる。だからここは、情報収集や食物摂取のために重要な部分である。ただし、ヒトは直

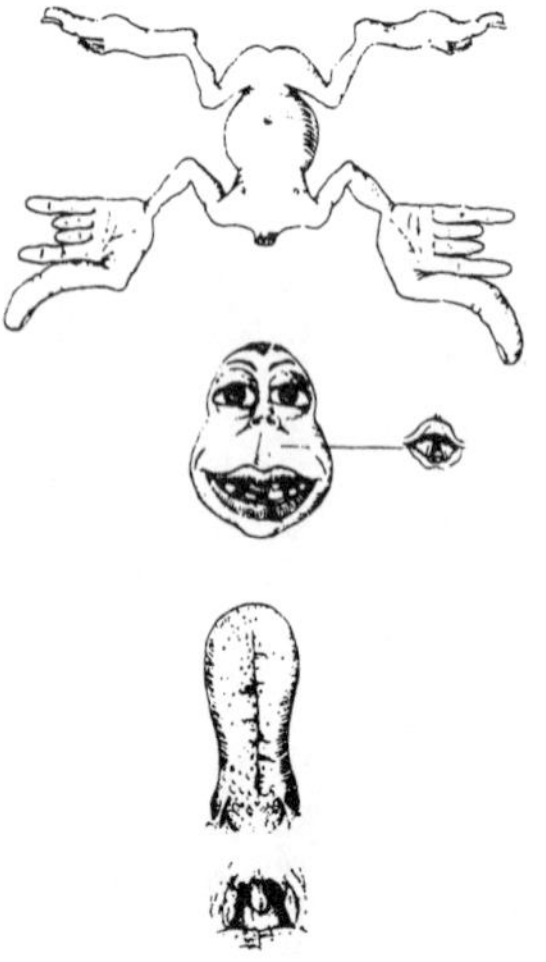

図3　ペンフィールドのホムンクルス．

立したから、吻のそうした意味はなくなった。そのうえ顔がすっかり扁平になってしまった。しかし、いまでもヒトの唇は、知覚的にはきわめて鋭敏である。そこでわざわざ平な唇を尖らせて、接吻ということになるらしいが、なぜ唇の知覚が性と結びついたか、私はたいへん真面目なので、その理由を考えたことがない。

唇は狭い範囲なのに、末梢神経の密度が高い。末梢だけではない。脳のなかにある身体地図の上で唇の占める割合が、身体の他の部分に比較して、相当に大きい。これを図示したものに、ペンフィールドのホムンクルス（小人）と呼ばれる図がある。これは、大脳皮質の運動野と知覚野に割りつけられた、人体の各部分の相対的な大きさにしたがって、逆に人体を描いたものである。

唇は皮質に占める領域が大きいので、この小人の顔のなかでは、かなり大きい部分を占めることになる。これはおおざっぱに言って、意識のなかでの、身体各部の大きさを示すとも考えられる。要するに唇は、脳のなかでは、身体最大の器官に近い。

赤き唇が、脳で大きな領域を占めるのは、当然ながらヒトの特徴である。前に述べたように、動物には赤き唇はないからである。なぜそんなことがヒトに起こったか。

動物の脳では、赤き唇に相当するような知覚は、おそらくヒゲによって代行されている。それは、ヒトの唇の知覚をになう神経が、動物のヒゲの場合と同じものだからである。上唇では三叉《さんさ》神経の第二枝、下唇では第三枝。三叉神経のこういう知覚枝は、哺乳類一般に、主としてヒゲと歯に行く。ところが、ヒトにおいてのみ、そのヒゲが、いささか不明瞭な理由で消失した。だから、ヒゲに行く代わりに、唇を豊かに支配することになったのではないか、と私は想像している。

†吻

吻というのは、動物によって、起源が違っている。顔の前方に突き出しているからといって、これをすべて同じものだと思ってはいけないのである。

英語でも、この部分の表現には、かなりの混乱がある。トリのくちばしならビーク(beak)、ネズミの鼻面ならスナウト（snout)、象の鼻ならプロボスキス（proboscis)。サメも頭が前に伸びているが、イルカも口が伸びている。これらは、なんと呼ぶのか。

これはじつは、私がトガリネズミの鼻先について論文を書いたときに、レフェリーが文句を言ってきた内容の一つである。レフェリーとは論文の原稿を読み、その内容および表現等の可否について、ブツブツ文句を言う役目の、多くはその種の問題等についての専門家である。

こういう役目を作ると、なにかひとこと言わないと、仕事をしたことにならない。だれでもそう思うから、言わないでいいことを、つい言う癖がつく。委員会というのも、似たところがある。委員会をいったん作ってしまうと、しなくてもいい仕事をする傾向が生じる。なにかしなくてはいけないと思うのである。

だから、私はレフェリーはやらない。論文を読んで、それについてあれこれ言えるくらいなら、かなりよくわかったわけだから、それで十分ではないか。あとはどうせ細かいことであろう。それに、わからない話は、はなから全然わからない。わからなければ言うことはない。わからないのだから、なにも言いようがないのである。だから私はレフェリーにはならない。なってもなにも言わない。委員会では、なるべくしゃべらない。自分が委員長なら、できるだけ委員会を潰す。

トガリネズミとは、その名のとおり、鼻先が尖っている食虫類である。モグラの親戚と思えばいい。私は英文原稿にスナウトと書いたのだが、これははたしてスナウトなりや、とレフェリーが問題にしてきた。スナウトではないのではないか、なぜなら、サメの鼻先もスナウトだが、あれとネズミの鼻先はまったく違うものではないか、と。

サメの鼻面をどう呼ぶか、そんなこと英語国民でない私にわかるわけがない。だから私は、英語で論文を書かなくなった。英語で言おうとすると、自分の調べているものすら、それが何なのか、わけがわからなくなってしまうのである。

†唇の筋肉

唇は知覚が鋭敏なだけではない。よく動く。動くのは、もちろん筋のはたらきである。これが動かないと、飲み食いにも、おしゃべりにもたいへん困る。唇の筋は、顔面に広がる、表情筋の一部である。

表情筋は、すべて顔面神経に支配される。顔面神経「痛」などと、素人がよく言うが、そんなものはない。顔面神経は、顔の知覚をほとんど分担していない。それは三叉神経の役目なのである。だから三叉神経痛が正しい。

顔面神経は表情筋を支配するから、これがやられると、たいへん目立つ。旧聞に属すが、故田中角栄元首相が、片側の顔面神経麻痺になったことがある。顔が歪むが、歪んでいる側が、麻痺した側ではない。健全な側である。それは、筋は収縮だけが仕事だということを知っていればわかる。麻痺側は収縮できないので、収縮できる側、つまり力の強い側が、力あまって歪んでしまうのである。対側の筋が、引っ張って対抗してくれないからである。

この表情筋は、すべて起源が同じで、だから同じ顔面神経に支配される。表情筋のおおよその走りかたを、図4に示しておいた。

胎児の時代に、これらの筋のもとになる細胞は、すべて舌骨弓《ぜっこつきゅう》という部分からやって来る。舌骨弓とは、第二番の鰓弓《さいきゅう》である。鰓弓は要するにエラで、いちばん古いサカナなら、これが二番めのエラになるのだが、陸に上がった動物では、エラが不要になるから、べつなものに変わってしまう。脊椎動物には、もともとエラが六つあることになっている。

陸に上がれば、エラは不要なのはわかっている。じつは、鰓弓はサカナでは確かにエラになるのだが、べつなものになってもいいのである。サカナは鰓弓をエラを作るのに使い、われわれはそれを、べつなものを作るのに使う。そう考えるのが正しい。現に、ヤツメウナギの仲間を除けば、サカナを含め、すべての脊椎動物では、第一番めの鰓弓は、顎になってしまった。

ヤツメウナギは円口類《えんこうるい》というが、それは顎がないからである。だから、そのかわりエラの数が一つ多い。いちばん古い脊椎動物は、すべてこの顎のない動物の仲間だった。

すべての脊椎動物は、若い胎児の時期に、鰓弓を作る。それが、動物によっていろいろ

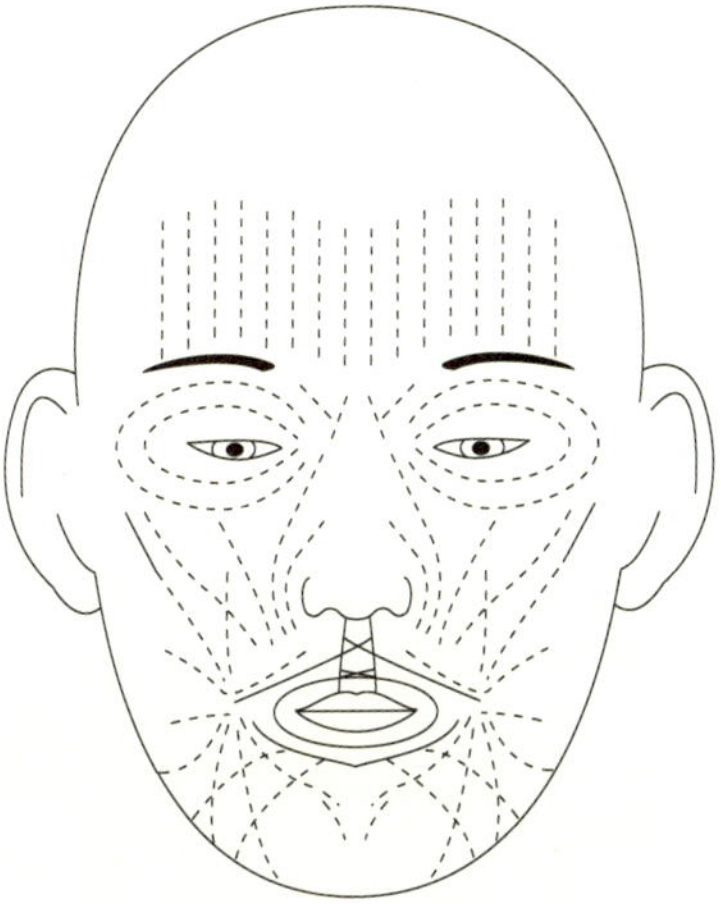

図 4　表情筋略図．実線は口輪筋．

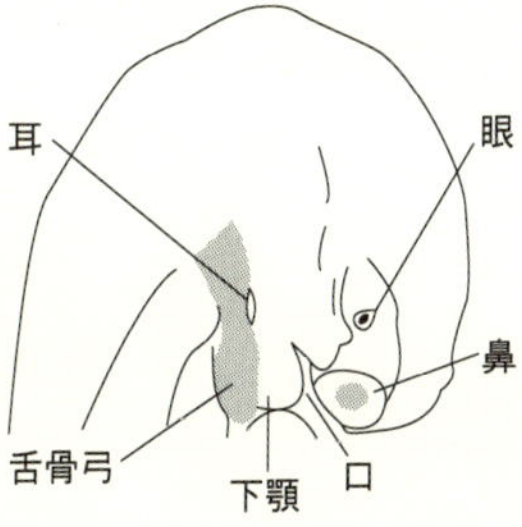

図 5　ごく初期の胎児．舌骨弓が見える．

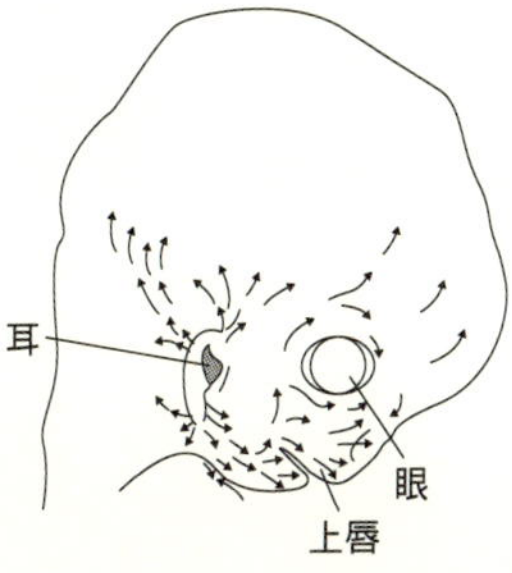

図 6　舌骨弓から表情筋になる細胞が移動する．鰓弓が消失，顔表面が平らになる．

な構造に変化していく。そう思えばいいのである。サカナのエラは筋肉を持っているが、その筋肉が一部、われわれの顔面の表情筋になった、と考えてもいい。そういう言いかたをするなら、われわれはエラから生じた筋肉を、いくつも持っているのである。

†人中

上唇の中央には、縦の溝がある。これを人中《じんちゅう》と言う（図1）。

人中とは、もともと中国語である。これがなぜ人中か。これより上の穴は、すべて左右が対になっており、これより下の穴はすべて一つしかないからである。人中より上の穴とは、目、耳、鼻。下の穴は、口、尿道口、膣、肛門。

「なぜ」という質問に対して、こういう答をするのは、なんだかサギみたいだが、中国人というのは、えてしてこういう説明をするのである。

人という字を考えると、上は一本の棒みたいだが、下は二つの棒に分かれている。だから、人中は、まさに人の中央なのである。なぜなら、対称部分と、非対称部分を分ける位置にあるからである。そんなことを言うが、上下が逆ではないか。あとは中国人に聞いてくれ。

人中では、両側が高くなって、中央が低くなっている。これは、高くなった部分に、口輪筋が付着するからだ、ということになっている。その事情は、図4に苦労して示しておいた。これも、そういう論文があるから、そう書いたのだが、筋が付着すると、なぜその部分が持ち上がるのか、それがよくわからない。これも、わかったようで、よくわからない説明の一つである。

左右の筋が、ここで交差するから、交差部分が低くなる。そう思えば、中央が低くなるのは、いくらかわかる。両側が高くなるほうは、この説明では、相変わらずわからない。人中は目立つばかりで、構造としての意味が論じられることは、ほとんどない部分なのである。

頬 *cheek*

†頬の起源

唇と頬とは、ひとつながりの構造である。ほとんど同じようなものと考えていい。すでに述べたように、両者ともに哺乳類になってはじめて発生する。ゴジラの口を横から見ると、歯が見える。ゴジラは爬虫類であるから、頬や唇がない。頬がないと、口は「耳まで裂ける」。自分の顔で、頬を除いたらどうなるか、考えてみてほしい。

ということは、顎の関節は、耳のすぐ近くにあるということでもある。このことは、顎を考えるときに、重要になってくる。この点については、いずれまた述べる機会があろう。

オオカミだって、横から歯が見えるではないか。オオカミは哺乳類ではないのか。オオカミで見える歯は、主に犬歯である。歯が全部見えるわけではない。歯を剝き出せばべつだが。

それよりなにより、ヘビやカエルの顔には、表情がない。そう思ったことはないだろうか。その大きな理由は、哺乳類以外の動物では、頭の骨にただ皮がかぶさっているだけだからである。頰や唇がないだけではなく、顔に肉質の部分がほとんどない。だから顔が動かない、つまり表情がないのである。ヘビでは、頭の骨にほとんど皮を張ってあるだけだが、哺乳類では、肉もいくらか張ってある。オオカミが歯を剝きだすのも、肉質の唇や頰があって、それが「動かせる」からである。

なぜヘビやカエルの顔には、筋肉がないのか。それは、哺乳類以外の脊椎動物では、すでに述べたように、舌骨弓の細胞が移動して表情筋となるという、その過程が生じないからである。

こういう移動は、もちろん発生期に生じる（図6）。その移動が起こらないということは、移動する細胞がないか、移動が不可能か、そのどちらかであろう。

移動する舌骨弓の細胞は、舌骨弓内に存在する中胚葉《ちゅうはいよう》性の細胞と考えられている。舌骨弓のこの細胞は、脊椎動物ではすべて、筋肉に分化する。哺乳類では移動して表情筋となるが、哺乳類以外の脊椎動物では、顎を引き下げたり、首の皮を動かしたりする筋肉となる。つまり、移動しないで、その場で筋となるのである。

ということは、細胞がないから、表情筋が生じないのではないらしい。移動ができないのであろう。移動ができないということは、細胞に移動能力がないか、あっても道がないということであろう。

じつは、動物が高等になるということは、身体の構成上では、こういう面に表われる。つまり、頭の領域では、骨と皮とのあいだに、なにか道ができるらしいのである。そういう部分を埋める細胞を発生学では間葉《かんよう》という。哺乳類では、顔の間葉が豊富なのである。その間葉のあいだを通って、細胞が移動する。このあたりの詳しいことは、まだよくわかっていない。顔の間葉には、中胚葉性の間葉のほかに、外胚葉性の間葉がある。両者の関係も具体的にはよくつかめていない。ヒトのからだも、わかっていると言えばわかっているし、わかっていないと言えば、よくわかっていないのである。

ともかく、唇と頬とは、爬虫類ではなかった構造が、哺乳類でできてくる典型である。それはしかし、まったく新生するのではなく、移動するにせよ、その場で増えるにせよ、間葉が豊富になるということがあって生じる。

われわれの身体とは、進化的に考えれば、建て増しの多い、古い旅館みたいなものである。新しい場所を作るにも、もとあったものとその原料をうまく利用しながら、一見「新しい」構造を作っていくのである。

†頬の脂肪

赤ん坊の頬は、ふっくらして、かわいらしい印象を与える。メダカやヘビの赤ん坊では、とくに顔がふっくらしているということはない。頬がふっくらしているのも、あれは筋肉のおかげか。

そうではない。頬が膨れているのはおもに脂肪のためである。それが証拠に、少しやせてくるとまず「頬がこける」。そうなった状態を、「面《おも》やつれ」などともいう。

お尻とか、おなかの脂肪と違って、頬の脂肪は移動が早いらしい。すぐに減ったり増えたりする。もっとも、顔にあるから、増減が目立つということもあるかもしれない。

頬の脂肪を頬脂肪体《きょうしぼうたい》という。同じ脂肪でも、これだけは特別に名前がついている。解剖学では昔から有名なのである。しかし、なぜ有名かというと、その辺がよくわからないところもある。文明国の人は、いまでは食べ過ぎで、からだ中いたるところ脂肪である。心臓の周囲などに、ベッタリ付着している。脂肪に名前などつけていたら、ほとんどからだ中に名をつけなくてはならないことになる。

なぜ、頬の脂肪に名前がついているのか。これが特別だと、思われたからである。どこが特別か。

この脂肪は、ひとかたまりになっている。袋に包まれたような状態で、全体がすっぽりと取れるのである。胎児の頬を解剖してみたことがあるが、みごとに取ることができる

(図7)。そういう意味では、同じ皮下にあっても、ふつうの皮下脂肪とは、すこし違う感じがする。

この脂肪のかたまりは、どういう役割をしているのか。これには、大きくわけて、二つの違った見方がある。一つは、生理的な役割である。つまり、からだのなかでの役割である。もう一つは、信号としての、つまり外に対しての役割である。

生理的な役割としては、ともかく「詰め物」になっている。ここに詰め物がないと、いろいろ具合が悪い。たとえば、ものを嚙むときに、頰を嚙むことは、あまりない。それには、この脂肪があることが大切だと言われている。ここは筋肉があったり、頰の骨があったりして、構造がかなりややこしい。しかも、嚙むたびに動く。そこに、こういう詰め物をして、動きをうまく調節するというのである。

信号としての役割は、とくに子どもや女性の頰に言えることである。「リンゴのような頰」などというように、頰は目立つ。そこが丸みを帯びることは、子どもの顔に丸みをつけるのに重要である。なんでそんなことが重要か。子どもの顔が、全体として丸みを帯びるのは、多くの動物に共通の性質である。それによって「かわいらしい」という印象が生じるらしい。子どもであることの視覚的なサイン、そういうものとしても役立っている、というわけである。

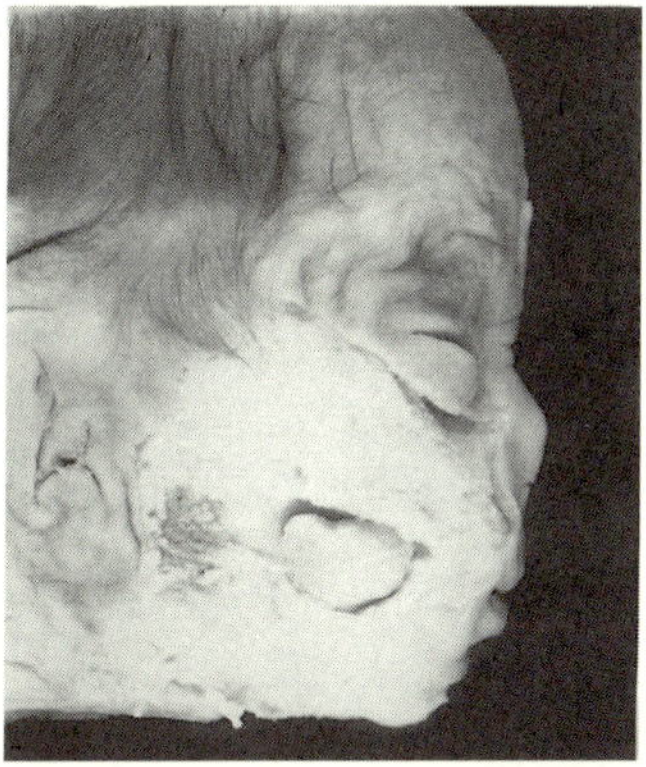

図7　ヒト胎児の頬脂肪体．表面に見える管は耳下腺管．

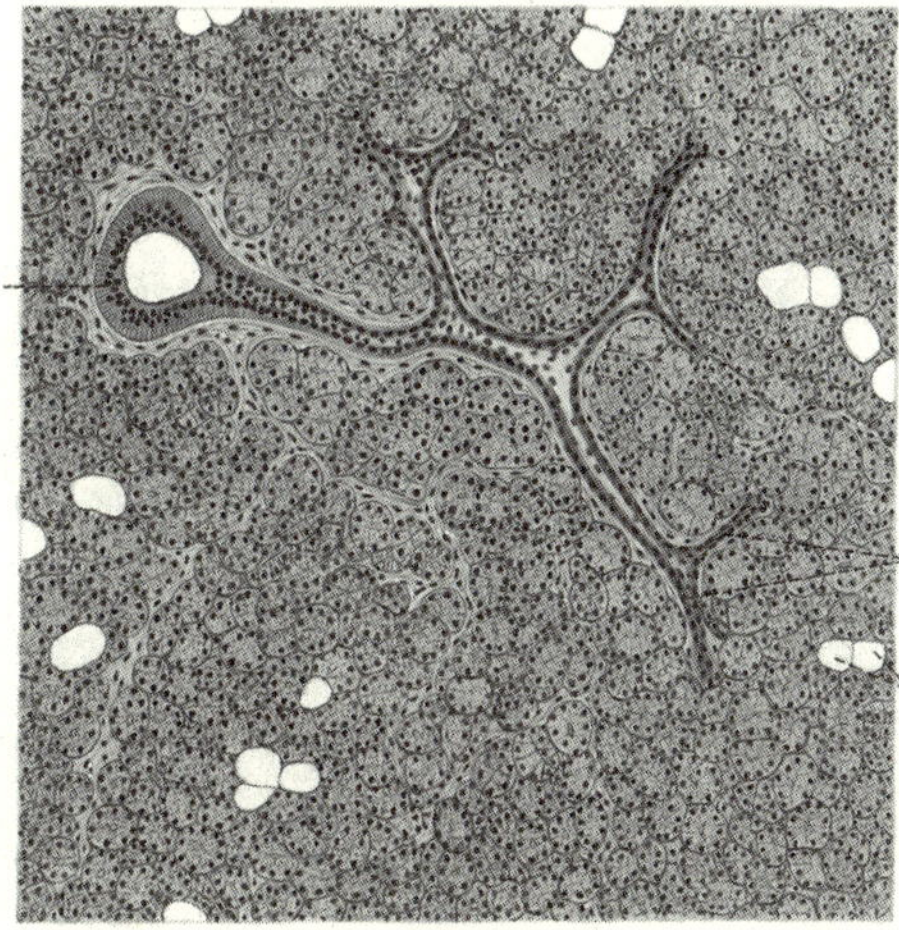

図8　耳下腺の切片．

こうした役割を考えるのは、じつは私は好きではない。役割というのは、状況に依存する。状況がどうであるかによって、役割は違ってくることがある。頬の脂肪も、まったく想像もつかない役割を持っているかもしれないのだが、それは文字どおり想像がつかないのだから、ここで述べるわけにはいかない。どうしたら想像がつくのかと言えば、状況が決まったときである。どうしたらその状況が決まるかというと、それはその状況でのはたらきに気がついたときである。だから結局、ある器官のはたらきを予測する一般的な方法はない。

そういうときに、実験的に使われる手段として、いちばんふつうなのは、その器官をとりあえず取り除いてしまうというやりかたである。頬の脂肪を取ってしまったら、なにが起こるか。命に別状はない。それはわかっている。だから、それ以上は、医者はふつう追究しないのである。なぜなら、医者の目的は、患者の生命を救うことだからである。

はたらきの状況依存性というのは、多くの人が気がつかない。手は文字を書くのにも使うが、ものを食べるのにも使う。手話にも使うし、人を殴るのにも使う。そういうはたらきをすべて考えると、手のほうから、そのはたらきをまとめることは、とてもムリだということがわかるであろう。手だけを見たのでは、そのすべてはとうてい思いつかないのである。

他方、信号として使われるときの、手のはたらきを考えよ。そう言えば、いくつかすぐに思い浮かぶ。それは、情報系という「状況」あるいは「枠組み」を先に規定したからである。それでも、すぐに全部は言えないはずである。ある器官のはたらきは、構造だけを見ていたのでは、わからないことが多い。そういうことがなかなかできない理由は、それがわれわれの頭の癖だからであろう。われわれの脳は、そういう考えかたを苦手としているのである。

†耳下腺

頬には、耳下腺《じかせん》が開く。耳下腺とは、オタフクカゼのときに腫れる、あの腺である。耳介《じかい》の前から下にかけて、皮下に大きく広がり、唾液を分泌する。耳下腺の管は、頬の内側、上顎《じょうがく》の第二大臼歯《だいきゅうし》の対側に開いている。なれた人だと、その部分を舌で触ると、非常に小さなボツッという突起を感じることができる。それが耳下腺管の開口部である。

他方、顎をかみしめて、咬筋《こうきん》という筋肉を緊張させると、その表面を横に走る管がはっきりとわかる。これが耳下腺管である。この両方を自分で感じることができれば、合格である。

耳下腺が頬に開くということは、この腺は、爬虫類以下には、ないということでもある。

なぜなら、腺が開く場所は、その腺が生じて来た場所だからである。頰に開くということは、頰から生じるということで、頰がない動物には、したがって、耳下腺はない。

この論理は、腺を扱うときには、しばしば使う。肝臓は十二指腸に開く腺と見てもいい。胆管《たんかん》が十二指腸に開くからである。したがって、考えようによっては、肝臓は十二指腸の一部なのである。

歯 *tooth*

†歯と歯の間

唇と頬が済んだら、やっと口のなかに入れる。そうはいかない。ここにはきわめて硬い柱が立ちはだかっている。それはもちろん、歯である。

歯と唇の間の隙間を口腔前庭という。とうに忘れたと思うが、以前そう述べておいた。歯のうしろが口のなか、すなわち口腔である。

さて、口腔に入る前に歯がある。歯の隙間を、文字どおり歯隙という。この歯隙が、口腔前庭と口腔とをつなぐスペースである。ヒトでは歯隙はふつう狭いから、こんな空間に名前がついている理由がわからないかもしれない。しかし、動物では、しばしば歯と歯の間にやや距離がある。哺乳類では、あるグループの歯たとえば切歯《せっし》と、次のグループの歯たとえば臼歯《きゅうし》、その両者の間が広く空くことがある。ヒトのように、すべての歯が横に連続して並んでいるほうが、動物全体から見れば、少ないかもしれないのである。

ヒトの場合も、子供ではミソッ歯と言って、歯と歯の間が空くのがふつうだった。なぜ「だった」かというと、最近は子供の歯並びが、妙によくなったからである。これはかならずしもよいことではない。なぜなら、子供の歯とは、乳歯である。乳歯は永久歯より数が少なく、しかも小さい。それなら、乳歯の時代には歯の間に隙間があるくらいでないと、永久歯が生えたときに、場所が足りないことになる。実際に足りない人が多くなったのである。そのため、大人の歯並びが悪くなる。狭いところにゴチャゴチャ永久歯が生えるからである。

その原因は、歯の大きさが変わらない以上、顎が小さくなったからだと言うしかない。なぜ顎が小さくなったかというと、現代人は子供の頃から硬いものを噛まないせいだと言われる。ゴボウを噛んだり、クリの皮を歯ではぎ取ったりする子供は、現代ではほとんどいないのではないか。からだというのは、どこであれ使わないと発達しない性質がある。それなのに、親は子供を甘やかして、からだを使わせない。重いものを持たせない。歩かせない。これはあまりいいことではない。

脳だけは、勉強と称して、いちおう使わせているつもりらしいが、大人を見ると、子供のときに全然使っていなかったのではないか、という疑いが生じる。子供のときに、たぶん決まったことにしか脳を使わなかったから、退化がいちじるしいらしいのである。

†歯の数と種類

歯には専門家がたくさんいる。つまり歯医者である。いまでは医学は臓器別になりつつあるが、その先端を切ったのが歯である。歯科は、昔から医科から分かれているからである。両者の中間に口腔外科というのがある。これがなにをするところか、なかなかわかりにくい。すでに述べたように、口腔とはただの空間である。理屈をいえば、ただの空間に、外科の必要はないのである。

ある日、東京医科歯科大学に歯科医の友人を訪ねたことがある。一緒に食事をすることになって、大学を出た。かれが門のところで大学の壮大な建築物をふり返って、「虫歯でこんなものが建つなんて、異常だよな」と一言感想を述べた。私は同意も否定もしなかったが、気持はよくわかる。

ヒトの歯は全部で三二本、上下左右がほぼ対称だから、四つに分ければ、八本が一単位である(図9)。前の二本が切歯で、これは昔は門歯《もんし》といった。私のワープロでは、なぜか門歯しか辞書に入っていない。妙なところが古臭い。

切歯の隣が犬歯《けんし》。吸血鬼になると、これが突然伸び出す。これが伸びないと、あまりすごみがない。顔色の悪いただの人に見える。だから吸血鬼は、犬歯が伸びるのであろう。

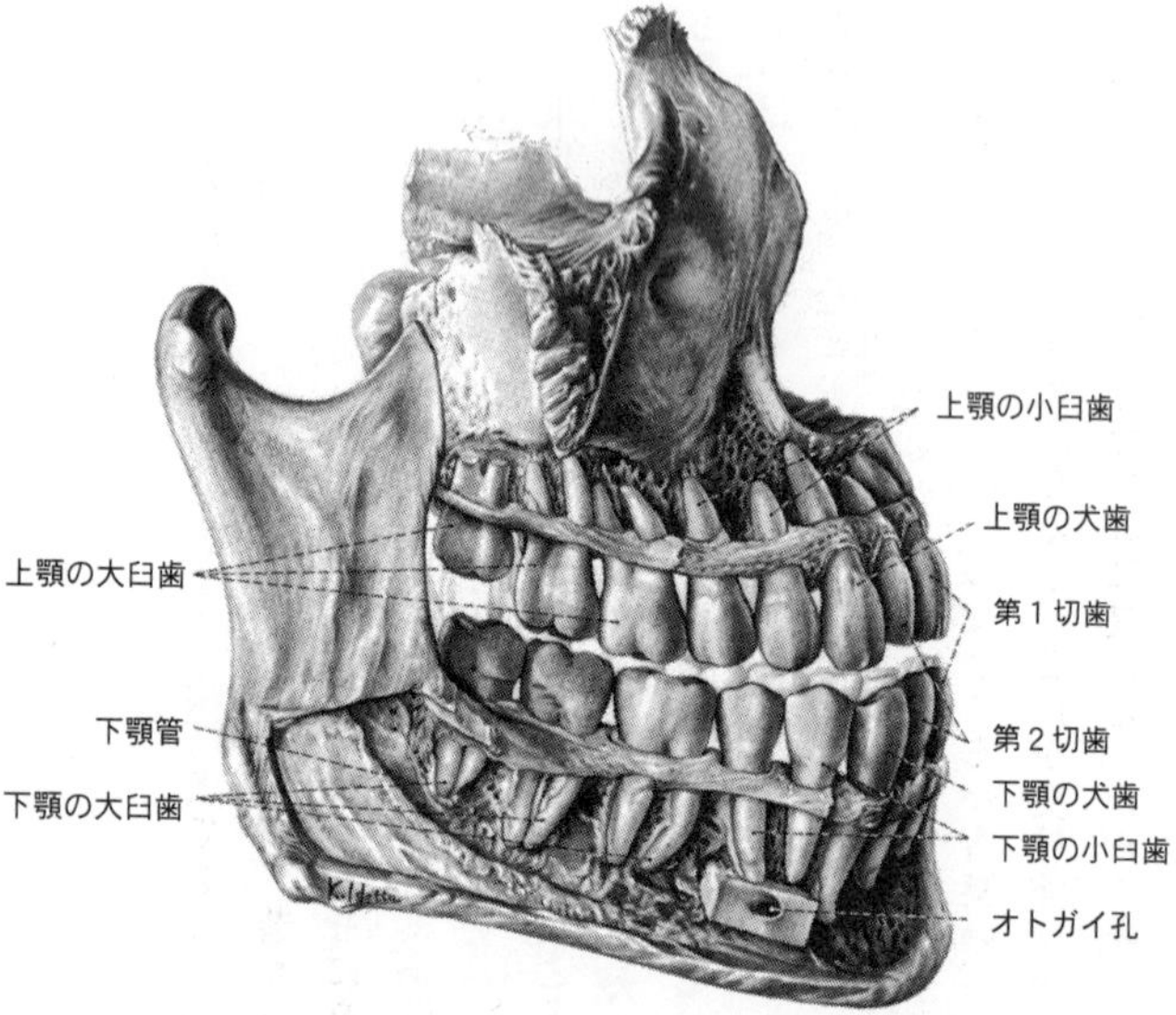

図９　上顎および下顎．永久歯の半分を右側面から見る．

それならこれは、頰のところで述べたように、信号としての機能がある。

吸血鬼の犠牲者は、ふつう首に、歯の跡が二つ、ついている。これは犬歯の跡らしい。こんなことなら、ヴァン・ヘルシング教授にきかなくても、私でもわかる。そうだとすると、しかし、犬歯には吸血機能もあるらしい。これは動物では知られていない機能である。蛇の毒牙では、確かに毒腺の分泌物が、歯を経由して注入される。吸血鬼では、これが逆方向に機能するのであろう。血を吸うからである。ところで蛇の毒腺は、歯から生じた腺である。だから歯に開く。

サルの仲間とヒトの仲間の大きな違いは、犬歯が伸びるか伸びないかである。ヒトの仲間なんて、ヒト以外にあるか。そう思うかもしれないが、じつは昔のヒトというのがある。オーストラロピテクスからホモ・ハビリス、ホモ・エレクトゥス、さらにはネアンデルタール人。こうした「人」たちは、サルと違って、犬歯が短い。だから、顎の破片が発掘されても、犬歯の近くが含まれていれば、ヒトかサルか、ただちにわかるのである。

犬歯が残っていなくても、サルの仲間では犬歯が長いために、上下の顎を嚙み合わせたときに、犬歯が入る隙間、すなわち犬歯のための歯隙が、反対側になければならない。上顎の犬歯なら、下顎の歯列に、それに相当する隙間があるはずなのである。また、犬歯は長いから、それに対応して歯根が長い。それにさらに対応して、骨に犬歯の歯根による隆起が生じる。それやこれやで、犬歯が長いかどうかは、人類の進化を化石から研究する場合、重要なポイントになる。

ヒトで犬歯が短くなるのは、ヒゲが消えたり、顔が扁平になったりするのと、同じ原因で生じているのであろう。私はそう考えている。もちろんそれは、他方では脳の容量の増大とも絡んでいるはずである。

こう考えてみると、犬歯が伸びる吸血鬼は、先祖返りの典型であって、あれは将来、発展の余地はあまりないと思う。事実、映画のなかでも、バタリアンに進化(退化)していったらしく、もはや形がグズグズに崩れてしまっている。

犬歯の隣は、小臼歯である。これは二本あって、第一、第二と呼ばれる。前つまり中心線に近いほうが第一で、奥が第二である。そのさらに奥にある、つまり奥歯、これが大臼歯で、これは三本あって、やはり第一、第二、第三となる。三番目がいわゆる親知らず。

親知らずは出てくるのが遅いから、こういう名前がある。これが出てくる頃には、歯茎はほかの歯ですっかり占領されているので、出てくる場所がないことが多い。それで変なほうに向かって出てきたりする。使わない歯だから、虫歯にもなりやすい。私は親知らずで泣いた覚えがある。役に立たないくせに、大臼歯だから、柄は大きい。虫歯になると、そのぶん痛い。全部で四本あるはずだが、私の場合、抜いたのは一本だから、残りは隠れているのであろう。

サルの仲間は、ヒトと同じような歯の配列を持っている。じつは、歯というのは、動物のグループによって、たいへんよくそのグループの特徴を表わす。というより、哺乳類のグループ分けは歯を一つの基準にしている。切歯2、犬歯1、小臼歯2、大臼歯3。こういう歯を持つ頭蓋骨を掘り出したら、それが二センチしかない小さな頭だったとしても、サルの骨だとして、まず間違いない。

その意味ではヒトもサルのうちであって、オランウータンの口のなかを覗いてみても、われわれとまったく同じ種類と数の歯を持っている。ただし、すでに述べたように、連中は犬歯がわれわれより長い。もっとも親知らずもきちんと生えており、あまり「親知らず」ではない。

†動物の歯

ゾウの牙も歯なら、イッカクの角も歯である。歯は、伸びる動物では、ああいうふうにむやみに伸びる。ネズミやウサギでは、門歯つまり切歯が伸びるが、これは一生伸びがとまらない。だから、連中はものをかじる。かじらないと、歯がどんどん伸びて、マンモスの牙みたいに曲がってしまう。

そうなると、今度は歯が「かじる」ために使えなくなる。ネズミがものをかじれなければ、飢えて死ぬほかはない。だから、どうしたって、ネズミはものをかじり、それによって歯をすり減らす。こういう伸び続ける歯を無根歯という。

ふつうの歯は、出てくれば、もはや伸びない。すり減る一方である。古代人の歯は、しばしばひどくすり減っている。硬いものを食べたのであろう。動物の野生状態では、歯が完全にすり切れると、寿命は終りである。

あの硬い歯が、なぜすり減るのか。多くの場合、それは、歯と歯がすれるからである。たとえばゾウの場合だが、あの大きな動物が、顎を上下に動かしてものを噛むと、それによるエネルギーの消耗が大きい。顎の重量が非常に大きいからである。その重い顎を、噛む運動のたびに上げたり下げたりするなら、極端に言うと、噛む運動のためのエネルギーで、食べたものの持っているエネルギーがすべて、キャンセルされてしまうおそれがある。それではなんのために食物を噛んでいるか、それがわからなくなる。

ゾウはしたがって、噛んでいるのではなく、顎を前後左右に「揺すって」、いわば臼のような、引き臼運動をしているのである。これなら、下顎をいわばブラ下げて、揺すっているだけで済む。そうしながら上下の歯で食物をすりつぶす。

それはいいのだが、これをすると、歯と歯がすりあうから、どうしても歯が減る。歯が減ってしまうと、次の歯がうしろから出てくる。ゾウの歯の数は決まっているので、この歯を全部、使い切ってしまうと、ゾウの一生はおしまい。

同じように大きな動物でも、クジラの歯は変わっている。クジラには、ハクジラとヒゲクジラがある。ハクジラはイルカやマッコウクジラで、歯を持っているが、ヒゲクジラに歯はない。かわりにヒゲがある。このヒゲがなにかは、次項の話題である。歯があるほうのクジラの歯は、どこが変わっているかというと、すべての歯が同じ形をしていて、むやみに数が多いのである。

歯が同じ形をしているのを、同型歯という。われわれは異型歯である。哺乳類はふつう異型歯である。爬虫類は逆に同型歯。つまり、唇や頬ができると、口のなかで食物をムシャムシャ嚙むことができる。それにともなって、食物を切るための歯とか、つぶすための歯とか、そういう歯の形の分化が起こる。爬虫類ではまだその分化が起こっていない。爬虫類は、口のなかで食物を「咀嚼する」ことができないから、歯が分化しないのである。

イルカの歯は、哺乳類の例外である。言ってみれば、ワニの歯に戻ってしまったのである。これは生活状態への適応かもしれないが、私はよく知らない。クジラの仲間は、はじめから同型歯だったのかもしれないからである。こういう点になると、専門家でなければわからない。専門家でもわからないかもしれない。

いちばん古いクジラの化石が同型歯だとすれば、そのまた祖先が異型歯だったかどうか、それを調べなければならない。そういう祖先は、おそらく陸生動物で、それならクジラの祖先であることをどう証明するか、それがさぞかしむずかしかろうと思う。

口の天井と床

palate and tongue

†口蓋

口の天井を口蓋《こうがい》という。これは自分の舌で触れるから、実体としては、なんの問題もない。不思議もない。

この天井は同時に鼻腔《びくう》の床でもある。この天井が抜けると、鼻のなかに入ってしまう。生まれつきそういう状態が生じることがあって、これを口蓋裂《こうがいれつ》という。最近では、そういう大人はほとんどいない。なぜなら、子供のうちに手術で治してしまうからである。

こうした先天異常の存在は、じつはたいへん重要なことを意味している。それはすなわち、口の天井が抜けるという状態は、哺乳類以前は、それで常態だったということである。口蓋裂は、言ってみれば、一種の先祖返りなのである。

口の天井が抜けていると、いろいろ具合の悪いことが起こる。その状態で、子どもがお乳を吸おうとすると、鼻から空気が入ってしまう。つまり、うまくお乳が吸えない。

逆も起こる。口に吸い込んだお乳が、鼻に抜けてしまう。それでまずわかることがある。口蓋は、哺乳のためには、たいへん重要な構造だということである。だから、口蓋は哺乳類になって、ほとんどはじめて発生するのである。ほとんどというのは、爬虫類では、ワニで例外的に口蓋が閉じているからである。

哺乳類のように、完全に閉じた口蓋を二次口蓋という。じつは口蓋は、胎児の段階では、閉じていない。ある時期になって、はじめて閉じる。どう閉じるかというと、左右の口蓋突起と呼ばれる構造が、中央で癒着するのである。これは口蓋の癒合と呼ばれる過程で、口蓋裂は、それがうまくいかない例である。

口蓋が「閉じる」というのは、左右の口蓋突起の癒合のことをいう。鳥類・爬虫類・両生類・魚類の一部では、口蓋突起に相当する構造が認められる。しかしそれは、哺乳類ほど発達せず、ワニを除けば、癒合して二次口蓋を形成することがない。

ニワトリが水を飲むのを見たことがあるだろうか。水を口に含んだ様子で、頭を上げる。おそらくああいう飲みかたをしないと、水が鼻に入るのである。なぜなら二次口蓋ができていないので、口と鼻とが、つながった空間を作っているからである。これは、われわれには意外に理解しづらい状態であろう。鼻腔と口腔がつながっていないのは、われわれにとっては、あまりにも当然だからである。

口蓋裂のもう一つの難点は、大人になると、ことばがはっきりしないことである。なにしろ空気が口から鼻へ、鼻から口へ、自由に抜けてしまう。これではうまく「口がきけない」。昔は口蓋裂を治療しないままの人がいたから、そういう人の発語を聞く機会があった。それはもちろん、たいへんにわかりにくいものである。

口蓋が癒合しない胎児の段階では、左右の口蓋突起は、舌をはさんで下方に伸びている。それが、ある時期になると、舌の上にはねあがって、中央で癒合をはじめる。ちょうどジッパーを閉じるように癒合が進み、後方では、最後に口蓋垂《こうがいすい》、俗にいうノドチンコが癒合する。ときに口蓋垂だけが、完全には癒合していない人がある。その場合には、口蓋垂の先端が二つに割れている。これは、鏡に向かってアーンと言って、自分の口蓋垂を吟味してみれば、すぐにわかる。

口蓋垂というのは奇妙な構造である。口蓋全体は、前方の硬口蓋《こうこうがい》と、後方の軟口蓋《なんこうがい》を分ける。硬口蓋は内部に骨を持っており、硬いからその名があり、軟口蓋はほとんど筋肉だけでできているから、軟らかく、やはりそれで軟口蓋という。軟口蓋のいちばん後方の部分が細くなって、口蓋垂を形成する（図10）。

この口蓋垂をじっと見ていると、なんとなく未練がましい感じがしてくる。なぜなら、口蓋のうしろの方が伸びていって、やっとあそこまで伸びたが、そこで力尽きた、という感じがしないでもないからである。私は実際にそうだと思っている。

なぜなら、軟口蓋という構造は、じつはそういうものだからである。口蓋は口の天井でもあるが、鼻腔の床だとも言った。その鼻腔の床としての口蓋が延長して行ったものが軟口蓋なのである。もっともその機微を理解していただくには、かなり面倒な気道の説明を必要とする。だからまあ、ここでは、口蓋がうじろに伸びていった、そのいちばん先が口蓋垂だ、という説明でとどめておくことにしたい。ただしノドの奥に、口蓋垂という、あんな妙なものがブランと垂れているのは、その裏になかなか単純とは言えない事情がある、とご記憶いただいていて結構である。

口蓋が癒合した跡は、大人の口蓋でもよくわかる。自分の舌で口蓋を触れてみると、中央に縦の隆起をなんとなく触れるであろう。これがそのなごりである。

そのついでに、硬口蓋の前方を舌で触れると、こんどは横の隆起を複数触れるはずである。これが口蓋ヒダと呼ばれる構造である。このヒダは、動物ではしばしばよく発達する。これがなんの役に立つかは、かならずしも明瞭ではない。ただ、ここに味を感じる細胞を持つ動物もあるし、こうした形の横の突起があることによって、口腔内での食物の咀嚼を助けたり、味をよく感じたりするのであろう。

この口蓋ヒダが例外的によく発達する動物がある。それはヒゲクジラである。ナガスク

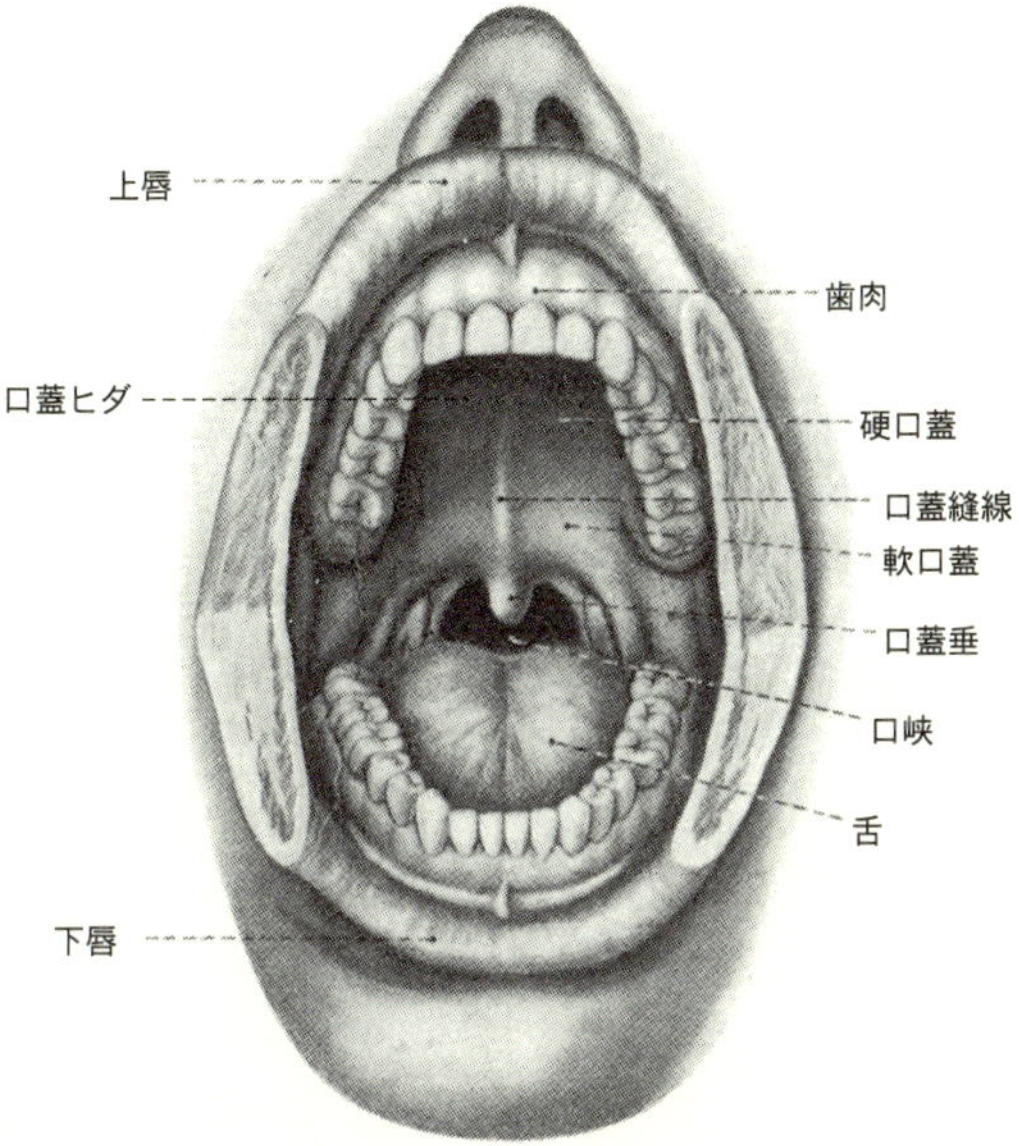

図10　ヒト口腔.

ジラのような、ヒゲクジラの仲間では、この口蓋ヒダがきわめてよく発達して、口のなかに何層にも配列した、硬いスダレ状の構造を作っており、これをクジラのヒゲと呼んでいるのである。こうしたヒゲクジラは、ハクジラとは違って、歯がない。歯のあるマッコウクジラならたとえばイカを食べ、シャチならアザラシを襲ったりする。

ヒゲクジラは図体はクジラのなかでも最大級だが、そういうことはできない。そのかわり、オキアミをいわば頰張る。大量にオキアミを口に入れるわけだが、そのときに、海水ごと口に入れてしまうのである。その海水を、このヒゲの間から「吐き出す」。オキアミはヒゲに引っ掛かって、口のなかに残るという具合になっている。つまりここでは、ヒゲがふるいの役割をすることになっている。これはきわめて変わった口蓋ヒダの分化なのである。

†口の床

口の床にある構造で、もっとも目立つのは、もちろん舌である。これが二枚ある人があると、昔から言うが、私はそういう例をまだ見たことがない。

舌は基本的には、筋肉である。筋肉が粘膜の袋に包まれたものが舌である。筋肉だから、舌はしばしば食肉となる。食肉とは、解剖学的に言えば、ほとんど筋肉のみだからである。

舌の筋肉がどう走っているかは、ウシのタンを買ってきて断面を観察してみれば、たいへんによくわかる。ヒトの舌だって、筋肉の走りかたは、あれとほとんど似たようなものだからである。

このことは、解剖学的に動物を考える場合に、重要なことである。つまり、筋肉の配置や走りかたは、動物によって、さほど異ならない。ヒトの筋肉に付けた名称があれば、ネズミの筋肉、ゾウの筋肉を記載するのに、さして不便は感じない。そういう点からすれば、内部構造においては、ヒトと動物とは、あんがい違わないのである。

このことを一般化して指摘しているのは、比較解剖学者のポルトマンである。かれは動物の形をゲシュタルトとフォルムに分ける。ポルトマンはドイツ語圏のスイス人だから、これはドイツ語だが、日本語に翻訳すれば、姿と形と言ってもいいであろう。姿はずいぶん違うようだが、形は似ているよ、と言うのである。この場合の形は内部の構造で、姿というのは外部から見た形だと言っていい。

内部の形態と外部の形態に、なぜこうした違いが生じるか。それはじつは、きわめて歴然とした理由がある。外部の形は信号機能を持ち、内部の形はいわゆる「機能」しか持たないからである。

肝臓や腎臓は目に見えない。したがって、その形は、肝臓や腎臓が機能する、その機能に適合していさえすればいい。そしてその形を決めるのは、もちろん遺伝子である。

外の形はどうか。カブトムシの角、虫では例がよくないと言うのであれば、ヘラジカの角、ああいう構造は、信号として機能している。雌のヘラジカは、立派な角の雄を選ぶのである。角がなにかの役に立つかどうか、それはここでは問題にならない。雌がそれがいいと言っている。そこに重要な点がある。

内部構造は、機能に依存して選択される。あるいは、できるだけ経済的に機能してくれさえすればいい。極端な場合には、ともかく働いてくれればいい。ところが外部形態は、そうはいかない。とくに性に関わってくると、子孫の数に直接影響してしまう。こういう影響は、遺伝子の頻度に対する直接の影響だけに、効果が出てくるのが早いのである。ゆえに信号としての性質は、進化の過程で急速に変わる可能性がある。

そうした信号、それを受け取るのはまず感覚器であり、最終的には脳である。すなわち、信号としての性質は、じつは脳によって選択されている。いわゆる純粋の機能、働きの能率によって選択されているのではない。そこに、姿と形の進化上の相違が出現してくる原因がある。

舌の場合には、その位置からすれば、信号になるか、ならないか、ギリギリのところであろう。悪童が舌を出す。これが子孫の数に影響してくるような信号なら、舌の姿は急速に変化する可能性がある。おそらくそうではないから、ウシの舌もヒトの舌も、姿形が似ているのであろう。内臓はみな、そうした性質を持っている。

一つだけ例外があるとすれば、それは精巣である。これは卵巣と同じ器官だから、本来は腹のなかにあって、信号にはならないものだが、なぜか外に出てきて、とうとう信号の性質まで、どうやら持つことになってしまった。このことについてはいずれまた触れる機会があると思う。

†舌の筋肉

舌の筋肉は、縦横前後に走るものから構成されている。縦横に走る筋は舌のなかで、前後に走る筋は、外から舌に入ってくるものが多い。三方向に筋が走っているのは、舌の機能を考えると、その理由がわかる。

舌のはたらきで、いちばん奇妙な点には、多くの人が気がついていない。それは舌が、筋肉だけでできている以上、なぜ「伸びる」かという問題である。筋肉というのは「縮む」のが仕事で、自分で積極的に「伸びる」ことはできない。では、舌の筋肉が縮むと、なぜ舌は「伸びる」のか。

三方向に筋肉が走っているために、上下に走る筋が縮むことによって、舌は細長くなる。

それが舌を「伸ばす」のに働くのである。もちろん、それだけではなく、舌の根本が、顎に向かって押しつけられる。それによって、舌全体は前方に出てくるほかはなくなるのである。

こうした説明は、ことばでしても、ほとんど理解できないであろう。だからこそ、自分で実物を見て考える必要がある。だからこそ、五〇〇年たっても、相変わらず解剖をやりながら考えるのである。

舌 *tongue*

†舌の粘膜

舌が食べるために必要なことは、だれでも知っている。もっとも現代では、むしろおしゃべりのほうが重要になってしまった人もいるはずである。テレビ関係の人は、その典型であろう。しかし、いずれにしても、「舌がなければ、食えない」ことに変わりはない。

ネコに皿をなめさせると、きれいにしてくれる。ネコに手をなめられた人はよく知っているであろうが、舌がたいへんザラザラしている。あれは、舌の粘膜の表面に、多数の硬い突起があるからである。

こうした突起を、舌乳頭《ぜつにゅうとう》という。いずれも舌の粘膜の表面に突き出ている。舌乳頭には、いくつか種類があって、自分で鏡を見ても、わかるものがある。舌の先の方に、赤い丸が見えないだろうか。これも乳頭の一種で、茸状乳頭《じじょう》という。断面で見ると、表面が膨らんだ、キノコの形をしているからである。

自分の舌を見ても、ただの赤い小さな丸が見えるだけだ。キノコには見えん。それは仕方がない。じつはわれわれの舌は、いわば乳頭で埋め尽くされている。だから乳頭が生えてくる、地面に相当する部分は、表面からはむしろ見えないのである。われわれが舌の表面だとして見ている部分は、乳頭の先端をつないだ面なのである。だから、茸状乳頭では、キノコのカサの部分の表面のみが外から見えて、そこの上皮が薄いために血液が透けて、赤く見えるのである。

ネコの舌のザラザラ、あれを作る乳頭を、糸状《しじょう》乳頭という。これはたいへん数が多く、舌全体を覆っている。ヒトでもそれは同じだが、ヒトの糸状乳頭は、ネコのものほど、立派な規則的な形をしていない。ネコの糸状乳頭は、断面にすると、ちょうどネコの爪のような形をしており、爪の先は口の奥を向いている。粘膜が特殊な角化《かくか》のしかたをしていて、いかにも硬そうである。

角化というのは、皮膚の表皮に起こる現象である。ふつうの皮膚では、角化した細胞は、最後にアカとなって落ちる。舌や食道の粘膜は、皮膚によく似た上皮の構造を持っている。細胞が積み重なって重層扁平上皮《じゅうそうへんぺいじょうひ》という構造をなしているのである。この種の上皮は機械的刺激、つまり物理的な力がかかるところに見られるものである。

重層とは、細胞が重なりあっていることだが、重なっている細胞の下層のほう、すなわち体の内部に近いほうの細胞は、絶えず増える。増えた細胞の一部は上の層に上がって角化し、やがてはげ落ちる。それを一生やっているわけである。角化というのは、細胞が線維質の硬い蛋白を作って、細胞のなかが、やがてはそれだけになってしまうという過程である。髪の毛は、典型的な角化した細胞の集まりである。

舌や食道の上皮は、皮膚の表皮と同じ角化はしない。しかし、似たような角化をする。ネコの糸状乳頭でいえば、同じ乳頭の上皮でも、部分によって、角化の仕方が違っているらしい。顕微鏡で見てみると、それがよくわかる。形が爪状だと述べたが、爪の外側に凸の部分と、内側に凹の部分では、明らかに角化の状態が違っている。内側のほうが、いかにも「硬そう」で、角化した細胞は、ほとんど透明に近くなっている。これでなめられたら、たしかにくすぐったいはずだ。そういう気がするのである。

糸状乳頭は、「なめとる」ための構造だというのが通説である。ネコではまさしくそういう感じがするであろう。では茸状乳頭はなにをするのか。この茸状乳頭は、カサの中央に味蕾《みらい》を一個、そなえている。味蕾というのは、味を感じる小器官である。糸状乳頭には、そんなものはない。ゆえに、茸状乳頭は、味を感じるということになっているのである。

†味を感じる

味蕾は味を感じる器官である。舌の後方には有郭《ゆうかく》乳頭というのもあって、これは、堀に囲まれたドーム状の大きな乳頭だが、このドームの側壁も、多数の味蕾をそなえている（図12）。

この乳頭をめぐる堀の底には、フォン・エブナーの腺というのが開いている（図12）。唾液腺の一種で、この腺から出る唾液が味蕾を洗うということになっている。

味蕾はたしかに感覚器官で、ここには神経が多数やって来る。やって来た神経は、味蕾を作っている上皮細胞の尻に接続する。神経が尻にくっついた細胞が感覚細胞で、甘味、塩味、酸味、辛味、苦味という、いわゆる五味に反応する。どの細胞がどれに反応するのか。それはよくわからない。

よく知られていることだが、舌の部位によって、感じやすい味の種類が違うのである。そうかといって、甘味を感じる味蕾とか、酸味を感じる味蕾とか、それがはっきり区別できるわけではない。どれかの味に感じやすい味蕾もあるが、どの味にも適当に反応する味蕾などという節操のない味蕾もあるらしい。正直に言って、その辺はどうもよくわからない。もちろん私がわかっていないのである。

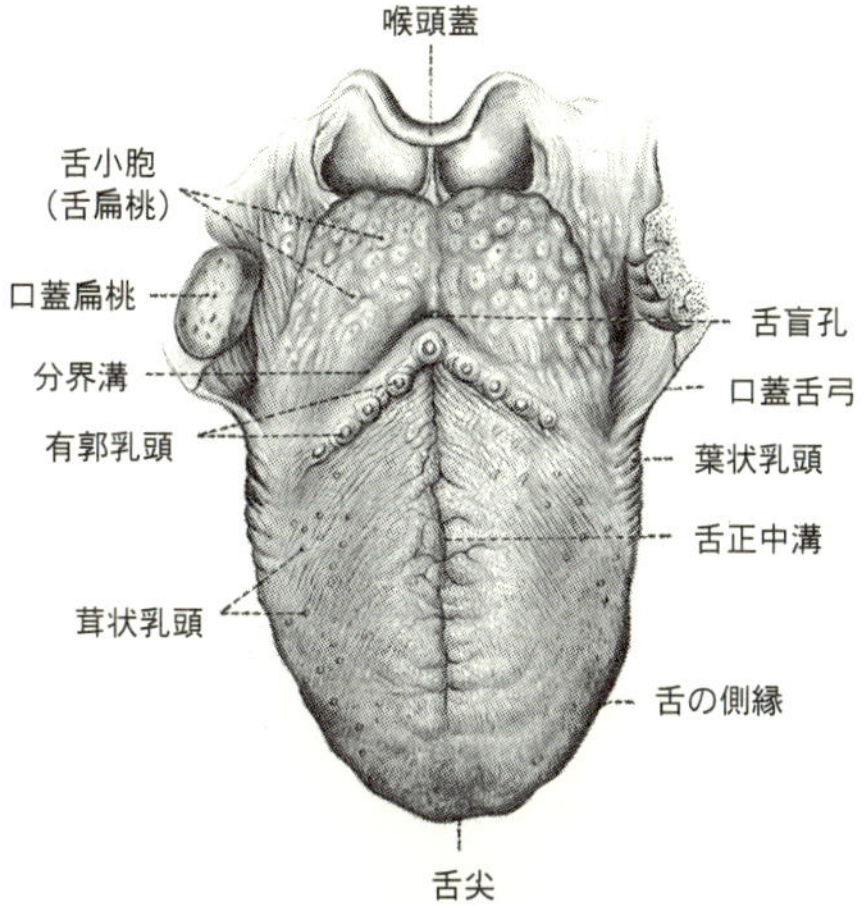

図11　舌の表面.

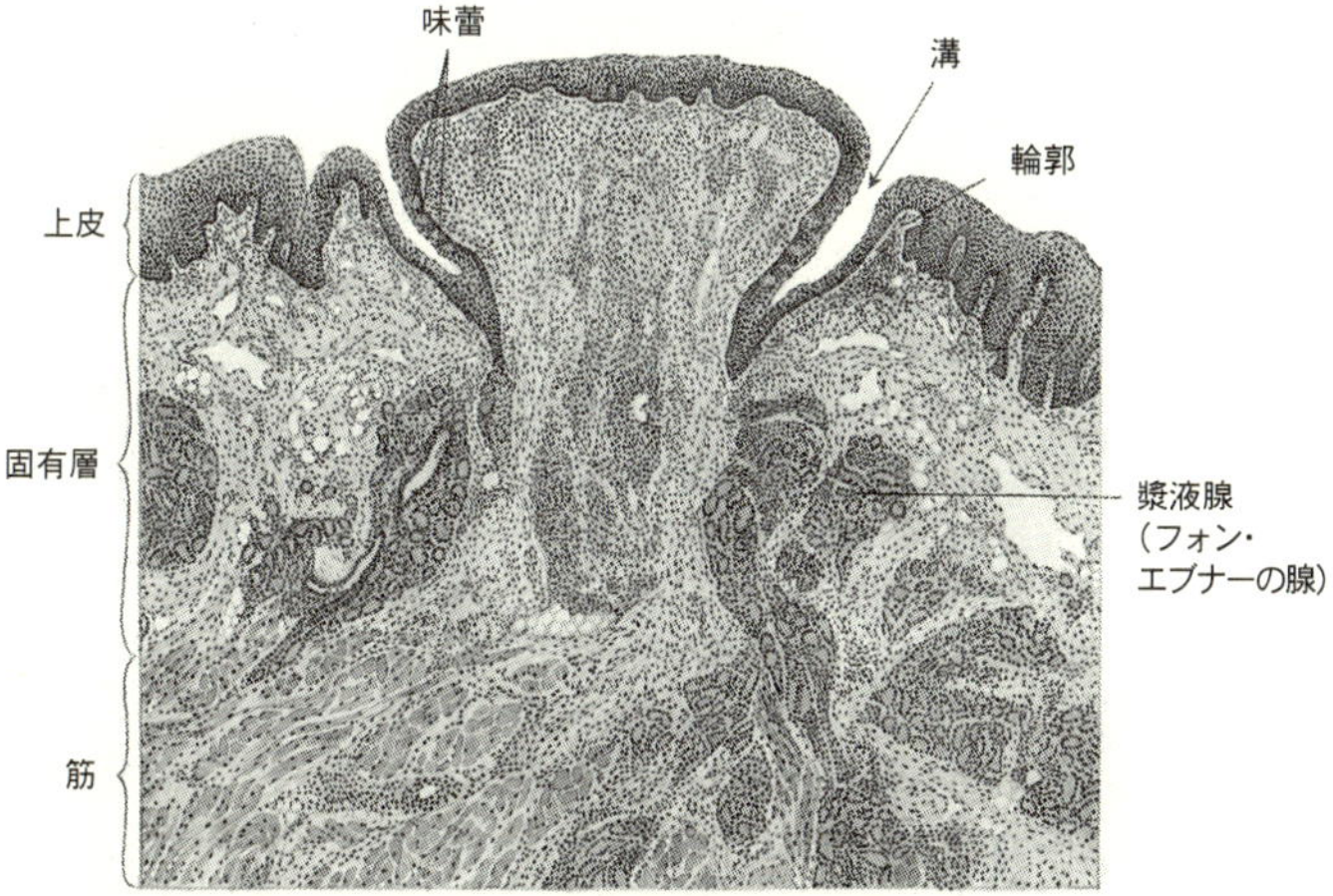

図12　有郭乳頭付近の縦断切片. 有郭乳頭側壁に味蕾が見られる.

それなら、偉い人に聞いたらわかるのかといえば、それもわからない。少なくとも私が舌の勉強をしていた頃は、わかっていなかった。科学というのは、どんどん進歩するので、しばらくよそ見をしていると、なにがわかっていて、なにがわかっていないのか、それすらすぐにわからなくなってしまうのである。

味蕾の面白い性質は、この構造が神経依存の構造だということである。どういうことかというと、味蕾に行く神経を切ってしまうと、味蕾が消えてしまうのである。すなわち、味蕾を維持しているのは、そこにやって来ている神経なのである。

味蕾に行っている神経を切る。味蕾が消える。今度はそこへ、もう一度、神経を引っ張って行ってやる、つまり神経を再生させる。そうすると、味蕾はまたできてくるのである。

ここまで神経の言うなりになる構造も珍しい。なぜこういうことが起こるか。だれでも考えるように、神経の末端からなにか、味蕾を維持する物質が出ているとしか、考えられない。そうした物質は近年、神経系の中でも外でも、いくつか知られるようになった。だから、そういうことがあって、少しも不思議ではないのである。

味蕾はじつは、舌だけにある構造ではない。ヒトではノドの奥にも、かなりある。口の天井、すなわち口蓋にも認められる。こうした場所にある味蕾は、年齢とともに数が減る。生まれたばかりの子どもに、おそらくいちばん多いのである。味蕾は神経に依存し、神経細胞は年齢とともに減少する。したがって、味蕾が年齢とともに減ってくることに、なんの不思議もない。

もし味の感覚が、末梢に依存するのであれば、年寄りほど、味音痴になっても不思議ではない。『美味しんぼ』という漫画では、かなり年配の人が、究極の味を判定するのだが、解剖学的には年寄りのほうが、味がわからなくてもいいのである。もちろん、味を「感じる」のは、じつは舌ではない。それこそ「究極」的には、脳である。その辺のところが、感覚の議論のむずかしいところである。

味蕾は高級な構造ではない。進化の終りに、やっと発達した。そういう構造ではないのである。それは当然のことで、食べることは、動物にとって、きわめて重要な作業だからである。それなら、はじめからそういう構造があっていい。

だから味蕾は、すでに魚でよく発達している。しかも、口のなかだけにあるわけではない。ナマズのヒゲ、あの表面には、味蕾が多数分布している。ナマズのヒゲは味を感じる。そう言ってもいい。しかし、そう表現すると、なんだか変なのは、すでに述べたように、味を感じるのは、脳のはたらきだとも言えるからである。あのナマズの脳で、どこまで味がわかるのだ。そういう疑問が生じてしまう。

†味とにおい

味とにおいは、やや似た感覚である。香道は日本独特のものだが、香りを分類するのに、五味を使う。これはおそらく偶然ではないであろう。

においは空気中の分子に反応するが、味は水中の分子に反応する。どちらも化学受容器と呼ばれるものである。両者のあいだには、おそらく中間的な感覚があって、たとえばヤコブソンの器官がそれであろう。これは鼻の一部だが、本当の鼻ではなく、口につながっている。

このヤコブソンの器官をよく使っている動物はヘビである。ヘビは、チラチラと二枚に分かれた舌を出している。あれはなにをしているのかというと、舌の先にくっついた分子を、ヤコブソンの器官に触れさせて、においをかいでいるのである。つまり、舌を使ってにおいをかぐ、そんな変なことをしているわけである。ヤコブソンの器官は左右二つあり、そのそれぞれにあの二つに割れた舌の先がはまる。

ヒトでは、ヤコブソンの器官は退化してしまう。ただし、新生児くらいだと、まだ立派なヤコブソンの器官があって、鼻のなかに神経が伸びている（図13）。だから、なにかしているはずだが、子どもはなにも教えてくれないので、ヒトの新生児におけるこの器官の

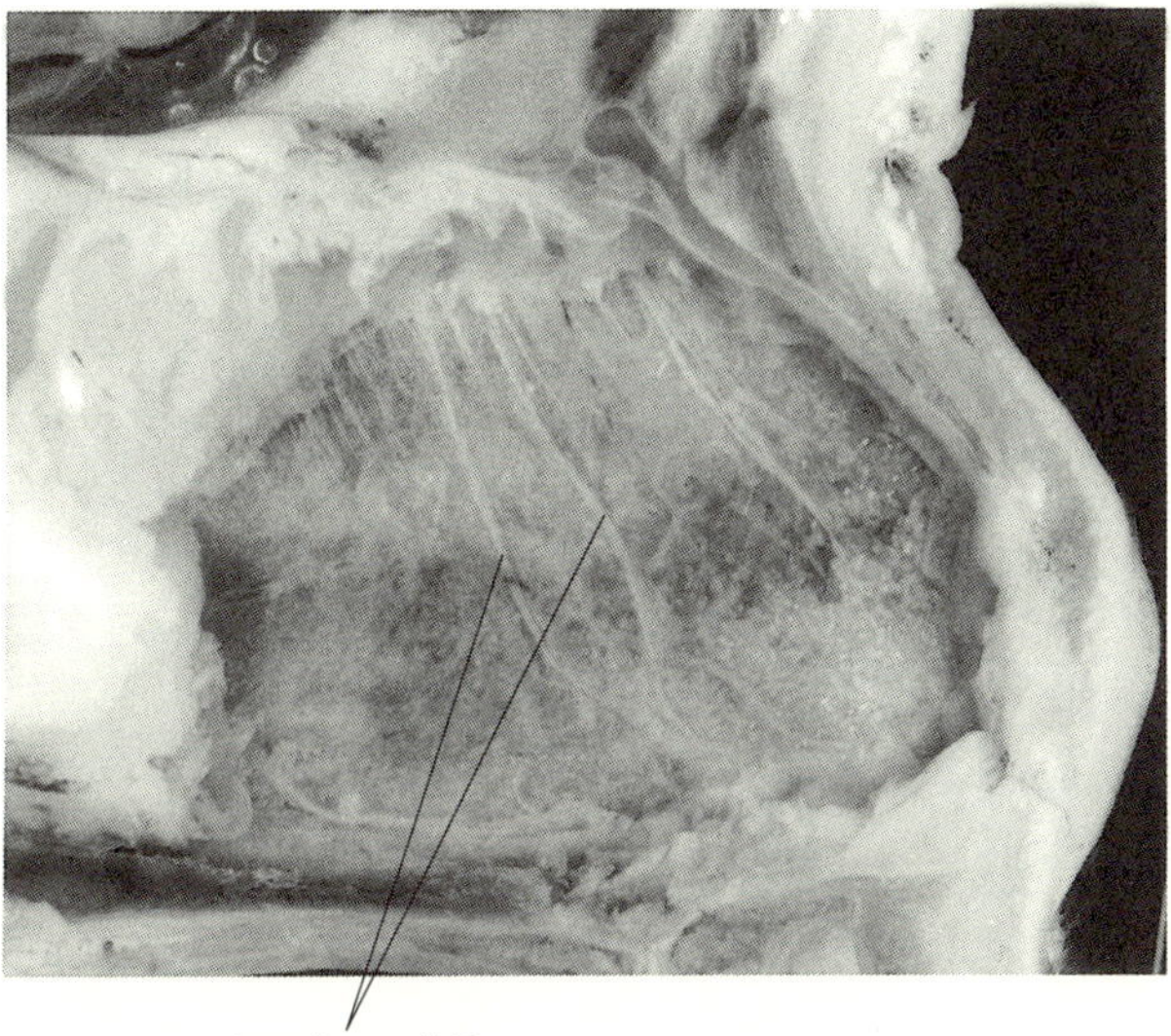

図13　ヒト胎児鼻中隔の縦断面．真中を走る２本のヤコブソンの神経が見られる．

意味は不明である。

味とにおいは、もう一つ、脳のなかへ向かう経路が似ている。五感のうちのほかの三つ、視覚、聴覚、触覚は、大脳の新皮質にしっかりと場所を取っているが、味覚と嗅覚は、むしろ古い脳に多く連絡してしまうのである。そこに、味覚や嗅覚が、どちらかといえば、論理ではなく情動に強く関係する理由がある。オフクロの味とか、ふるさとの香りとか、味やにおいが、懐かしさを伴って感じられるのは、そのためであろう。

さらに、視覚、聴覚、触覚は、それぞれことばを扱うことができる。視覚は文字、聴覚は音声、触覚は点字である。しかし、味とにおいでは、それはできない。ことばを扱っている、新皮質の連合野、そこことは縁が遠いのである。

地方や外国の料理を訪ねて歩く、テレビの料理番組では、要するに「うまい」としか言わない。それにはおそらく理由があって、味の感覚はことばになりにくいのである。そのかわり、われわれの感情の奥深くに響いてくることがある。それがオフクロの味なのであろう。

味を感じる神経は、やや特殊な神経である。舌は知覚が敏感で、口内炎になったりすると、かなり痛い。この痛みを感じる神経は、歯の痛みを感じる神経と同じで、三叉神経である。ところがこれは味を感じる神経ではない。

味を感じるのは、顔面神経の一部であって、鼓索《こさく》神経と呼ばれている。顔面神経は、その主体が運動神経であって、顔の筋肉を動かすことは、すでに述べた。鼓索神経はそれとは違って、味覚線維と唾液の分泌にはたらく神経を含み、やや特殊なものである。

鼓索というのは奇妙な名だが、「鼓」は鼓室《こしつ》という鼓膜《こまく》の後ろの部屋を指している。この神経は、鼓室の中央を抜けて走るので、鼓室のコード、すなわち索という名がある。そういう変なところを通るについては、進化という複雑な事情があるわけだが、これまた説明すれば、長い話になるのである。

舌とことば *tongue and lang*

†舌の前後

舌に分布する神経は、すでに述べたように、複数ある。前項は味覚に関わる鼓索神経について述べたが、味覚に関係する神経はまだあって、それは舌咽《ぜついん》神経である。この神経は、舌の後方の味覚を支配する。さらにその後方の一部を、迷走《めいそう》神経が支配すると、教科書にはふつう記載されている。そう書く理由は、それを自分で確かめるのは、なかなか容易ではないからである。

舌の後方部分を、教科書ではよく舌の後ろ三分の一と呼んでいる。舌の前三分の二は、前から見える。つまり口を開けさせて、舌を出させると、舌の表面が見える。この見えている部分が、ほぼ舌の前三分の二である。

それでは、後ろ三分の一はどうなっているのか。これは前からでは見えない。耳鼻科のお医者さんが使っている小さな鏡、あれを使えば前からでも見える。舌の後方部分は、いわば垂直に切り立った崖のようになっているので、前からは見えないのである。この部分を、したがって、舌の咽頭部《いんとうぶ》と呼ぶべきだという人もある。咽頭の前壁の一部を作っていることになるからである。もっとも、この説明がただちに理解できるなら、それはこの辺りの解剖学的イメージが、相当に明確な人である。

舌のこの前三分の二と後ろ三分の一の境界に相当する、舌の粘膜部分に、その名も分界《ぶんかい》溝《こう》という溝がある（図11）。前方に開いた、広目のV字状をしている。この溝にそって、有郭乳頭《ゆうかくにゅうとう》という、ドーム状の乳頭が並んでいる。これは舌を前から見たのでは、見えない。ドームの側壁には、多数の味蕾が並んでいるのが、その道では昔から有名である。Vの腕の延長は、舌の外側壁の最後部になるが、ここには葉状《ようじょう》乳頭と呼ばれる乳頭が並んでいて、ここにも味蕾が多い。

†舌の下

こうしてことばで解剖学的な説明をしていると、している方は、頭のなかにじつは図を思い浮かべている。実物を思い浮かべている場合もあるが、実物では、色や形のような具体的なイメージならともかく、座標的な説明がしづらい。だから、位置的な説明は、むしろ模式図が頭にあって、それで説明しているのである。だから、こうした説明には、通常かならず図がついている。こういう説明を自分で書いてみると、なぜ教科書にはいつも模式図がついているのか、それがわかる。

この分界溝のV字の頂点つまり曲がり角は、発生上重大な意味を持っている。ここから甲状腺《こうじょうせん》が発生するのである。甲状腺は舌の上皮が伸びだして生じる。発生の途上でその位置がしだいに下方に移って、成人の位置すなわち甲状軟骨の側下方に位置することになる。舌から生じて下方に下がるのだから、甲状腺の位置は、その過程の途中のどこにあっても、論理的にはおかしくない。したがって、もっとも高い位置にある場合には、舌の中に甲状腺が存在することになる。これを舌甲状腺というが、こういう場合にはふつう甲状腺の機能低下を伴っている。器官はあるべき位置にないと、やはりどこか具合が悪くなるらしい。

舌の表面は簡単に観察できるので、医者はよく舌を見ることがある。舌苔《ぜったい》といって、舌の表面になんだか汚いものがついている、あれである。拭いたら取れるかというと、そう簡単には取れない。これは、からだの具合の悪いときに見られることが多い。上皮細胞の特殊な状態、それが壊れたもの、食物のかす、細菌などがその成分であろうという。私は自分で見たことはないが、ビタミンB_{12}の欠乏症では、舌の粘膜の萎縮が起こり、猩紅熱《しょうこうねつ》では、いちご状の舌が見られると、教科書にはよく書いてある。

舌の下には、口の底、口腔底《こうくうてい》がある。自分の舌の付け根を、舌の先で探ってみよう。わりあい硬い、ヒモ状のものに触れるであろう。舌の下の中央部から、八の字状に走っている。これは顎下腺《がくかせん》と舌下腺《ぜっかせん》の導管である。どちらも唾液腺《だえきせん》で、これと既出の耳下腺を合わせて、三大唾液腺という。小唾液腺は、このほかにもじつにたくさんあるからである。小唾液腺の一部は、舌の中にある。とくに後方部は腺を大量に含んでいる。前方部の主体を占めているのは、もちろん筋肉である。この筋肉があるから舌はよく動く。

筋肉は収縮するのが仕事だが、舌だけは奇妙なことが起こる。筋肉が収縮すると、舌が「伸びる」のである。これがなぜかは、前に述べた。基本的には、風船を細くすれば伸びる。その原理である。舌の中では、上下、前後、左右に筋肉が走っている。そのどれが収縮すれば、舌が伸びるか、それを考えればわかる。

†ことば

舌の大切なはたらきは、食べるほかにもう一つある。それはおしゃべりである。いくつかの言語では、舌と言語は同じ単語だという。「舌切り雀」は、残酷だというので、近ごろは子ども用には、はやらないらしい。ともあれ、「舌を切る」ことは、「しゃべらせない」ことを意味している。

口をきくときに、われわれはしばしば舌を動かす。もちろん舌だけではない。まず第一に、声帯がはたらかなくてはならない。左右の声帯のあいだを空気が通るわけだから、息を吐く必要もある。これももちろん、筋肉の作用である。ことばによっては、そのほかに、頬や唇、舌や咽頭や喉頭のさまざまな筋肉が動員される。それを秩序立てて考えようとすると頭が痛くなる。なまじどんな筋肉があるか、それを私はいくらか知っているから、話がかえって面倒になる。知らなければ、毎日平気でおしゃべりをしている。どの筋肉をどう動かすのか、しゃべりながらうっかりそんなことを考えたら、とたんに舌がもつれる。

舌であれ、どこであれ、日常的な運動は、そういう具合に「自動化」されている。そのプロセスをいちいち意識的に考えていたら、うまく動けない。自転車に乗るのだって泳ぐのだって、いったんできるようになれば、あとは考えてやっているわけではない。スキーもそうだが、子どもが楽々と滑っている。こういうことは考える必要はない。やって、「身につければ」いいのである。

だから逆に運動の解析はむずかしい。ふだん何気なくやっていることを、理屈に変える。考えてみれば、本当にムダな作業である。しかし理屈に変えないと、変なことが起こっているらしいときに、その変なことのどこが変か、それが理解できない。だから医者は、正常の身体のはたらきを理屈にしようとする。そうすれば異常の説明ができる。そう考えるわけである。

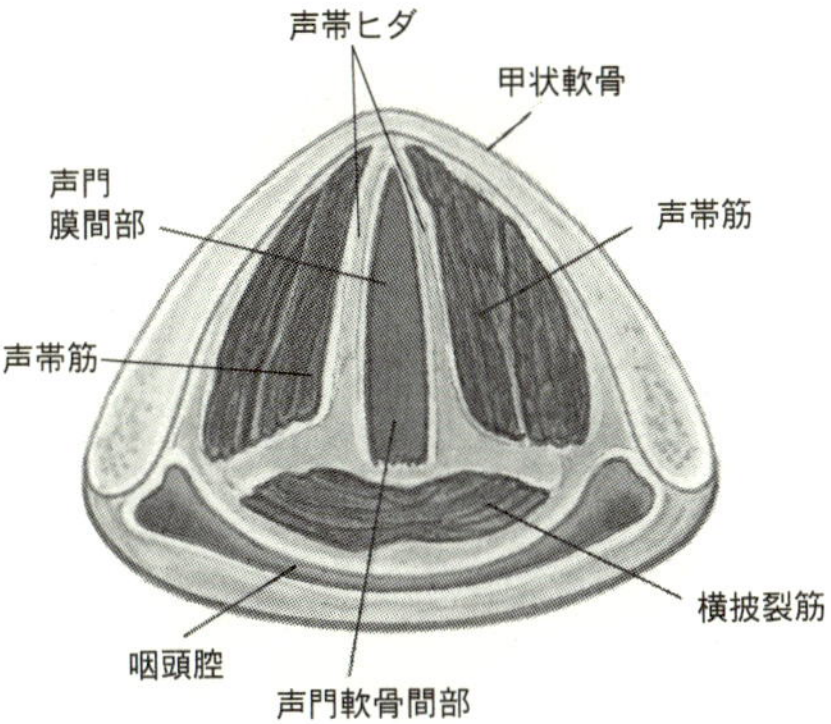

図14　喉頭の断面．左右の声筋の間を空気が通る．

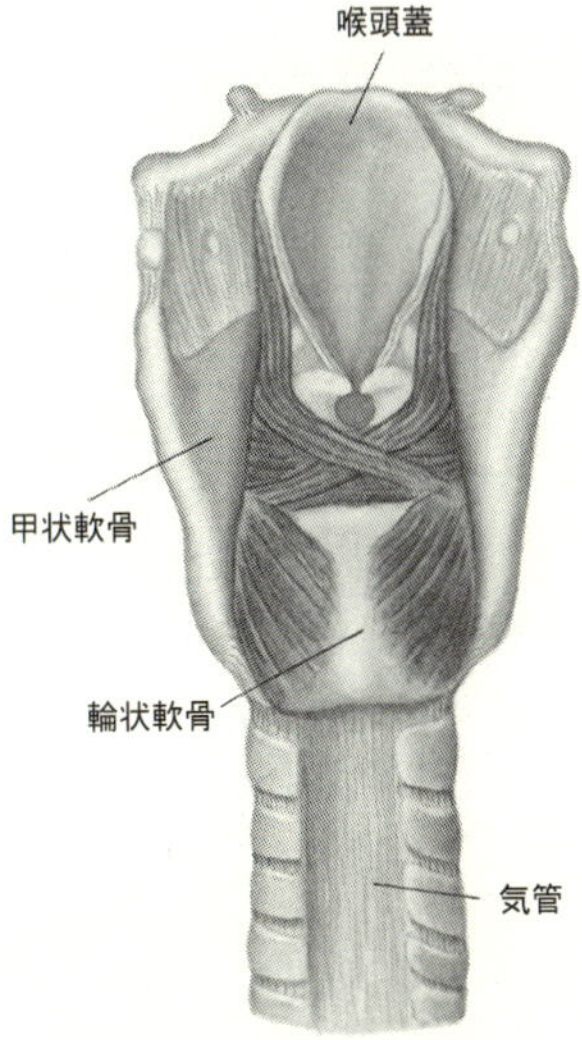

図15　喉頭を後方から見る．

†ことばという運動

ことばを発するのは、きわめて複雑な運動である。外国語を習ったことのある人は、それがよくわかっているはずである。

どのくらい複雑かというと、まず第一にあるていどの年齢になってしまうと、習ったことばが、かならず「訛る」。訛りがわからないほどに、外国語がしゃべれる人は、ほとんどいない。これはつまり、ことばを発するという運動が、大人になって習った場合、どこかきちんとしていないからである。

訛りをなくすには、どうするか。いちばんいいのは、子どもの時から、外国語をしゃべらせることである。子どもの時から話していることばとは、じつは外国語ではない。母国語である。それなら、外国語とは、要するに訛るものだ、ということになる。ことばを発することは、そのくらい、複雑で覚えにくい運動なのである。

それに似た運動があるか。まったくないわけではない。

それは楽器の演奏である。プロが楽器を演奏するのを素人が見ると、ほとんど神業としか思えない。あの運動も、ことばを発するのによく似た運動である。よく似た複雑さの運動、と言い換えたほうがいいかもしれない。

両者がどのくらい似ているかは、あんがい気づかれていない。音楽の演奏は、大人になってからでは、ふつう間にあわない。小さいときからきちんと教える必要がある。そこがことばと同じである。大人になってから習った演奏では、音楽が「訛る」。どこか、どうしても具合が悪いのである。

ことばも楽器の演奏も、筋肉を動かして、正しい音を出す。そういう運動である。ここでは耳と運動とが、きわめて密接に関係している。大人になってからでは、耳は細かい違いを弁別できない。

さらに、たとえばプロの演奏家は、まずかならず絶対音感がある。しかしそれは、素人にはないことが多い。この絶対音感を付けるにも、小さいときからの訓練がふつうは必要である。

さらに音の微妙な違いが仮に弁別できたとしても、その音を出すような運動がふつうは伴わない。つまりことばも楽器の演奏も、そのくらい微妙な運動を必要とするのである。

†ことば・音楽・脳

ことばはふつうの人では、左の脳で処理される。それに対して、音楽は右の脳だと言われる。しかし、右の脳も、左の脳も、本質的には類似しているはずである。

われわれの身体は、本来は左右対称にできているからである。それなら、ことばをしゃべるために、左脳に特定の場所があるとすれば、右脳の同じ場所は、いったいなにをしているのか。

それは音楽だ、というのが、一つの答えである。すでに述べたように、しゃべることと、音楽の演奏は、主観的にはきわめて違うものであっても、客観的にはよく似ている。両者ともに、きわめて微妙な筋肉運動を駆使して、正しい音を出すものなのである。それなら、そうした筋肉運動を司る部分は、よく似た部分であってよい。だから、左脳にある、ことばという「運動」を司る部分は、右脳で言えば音楽の演奏を司る部分である。そういう示唆ができる。

左脳にある、ことばという運動を司る部分を、ブローカの運動性言語中枢という。右脳の対応する部分には、名前がついていない。それは当然のことで、人類の大部分は、楽器の演奏家ではないからである。しかし、ともかく右脳のその部分は、音楽を演奏するのに必要な部分らしいのである。

でも、ことばが使えても音楽の演奏が、かならずできるというわけではない。それなら、左脳は右脳よりも偉いのか。偉いかどうかはともかくとしても、ことばは必要だが、音楽の演奏は、必要ではないような気がするのだが。

そういう疑問が生じないだろうか。そこが脳の興味深いところである。もし動物が、疑問を発することができたとすれば、なぜヒトはことばを発するか、と尋ねるかもしれない。動物が生きていくためには、ことばは必然ではない。一部の人にとって、音楽は同じく必然ではないであろう。われわれの脳は、しばしばこうした、必然でない機能を持つらしいのである。

喉 *pharynx and larynx*

†空気と食物の通路

「ヒトの体は、じつにうまくできていますナァ」

　そう感心している人が、ときどきいる。こういう人が、正月にモチをノドに詰めて死んだら、いい気味であろう。なぜなら、生きるためにどうしても食べなくてはならない食物というものを摂って、その食物が、生きるためにはどうしても吸わなければならない空気の通路をふさぎ、挙げ句のはてに、本人は死んでしまう。これでどうして、ヒトの体が、

「うまくできている」

などとシャアシャアと言えるのか。当然のことながら、ヒトの体のこの欠点は、食物の通路と空気の通路に、交叉点があるために生じるのであって、この交叉点は、立体交叉にただちに換えるべきなのである。立体交叉とはつまり、

「じつは交叉点がない」

ということだからである。そうすれば、食物が気管に入るという、バカなことは起こらなくなる。

そんなことはできないだろう。体は、生まれつきそうできているのだから。そう弁護する人がいるかもしれない。残念でした。ヒトはともかく、一般の哺乳動物は、こんな下手な設計にはなっていない。

ブタはじつにいろいろなものを食べる動物だが、モチがノドに詰まって死んだブタの話など、読者はお聞きになったことがあるだろうか。ないはずである。ブタのノド、つまり咽頭は、そんなことが起こらないように、もっときちんと設計してある。空気の通路と食物の通路が、ちゃんと立体交叉になっているから、物を食べながら、呼吸だってできる。口惜しかったら、ツバを飲みながら息をしてごらんなさい。君がブタならそれは可能だが、君がヒトなら不可能である。この意味では、ヒトはじつに欠陥車である。本来なら、ヒトの咽頭という部品は、全部交換すべきである。

咽頭というのは、つまりノドの奥のことだが、ここは前上方は鼻腔と口腔、前下方は喉頭、後下方は食道に続いている（図16）。

こう書いただけでも、きわめてややこしいから、模式化して示す。

空気↓鼻腔　↘　　　　↗　食道↓胃↓腸↓肛門
　　　　　　　咽頭
食物↓口腔　↗　　　　↘　喉頭↓気管↓肺

動物でも、もちろんこのようになっているのだが、問題は鼻腔から喉頭への連絡である。動物では、ヒトよりも喉頭の位置が高く、しかも喉頭蓋《こうとうがい》という構造が、舌の後方から上に向かって伸び出し、鼻腔へ連続していくのである。これはもちろん、空気の通路を確保し、気道に食物が入ってこないようにするためである。

ヒトにも喉頭蓋はあるのだが、喉頭の位置が低すぎて、役に立っていない。梅毒などで喉頭蓋がなくなってしまう人があるが、べつに何も問題は起こらない。なぜなら、そもそも喉頭蓋の意味は、動物の場合のように喉頭が高い場合に、さらに喉頭の前壁を延長して、口蓋の上に喉頭の前壁を届かせるためなのである。したがってヒトのように喉頭が下がり、そのため喉頭蓋が、まったく口蓋に届かない位置に来てしまったのでは、もともとヒトの喉頭蓋は「何のためにあるのかわからない」ことになってしまっているのである。

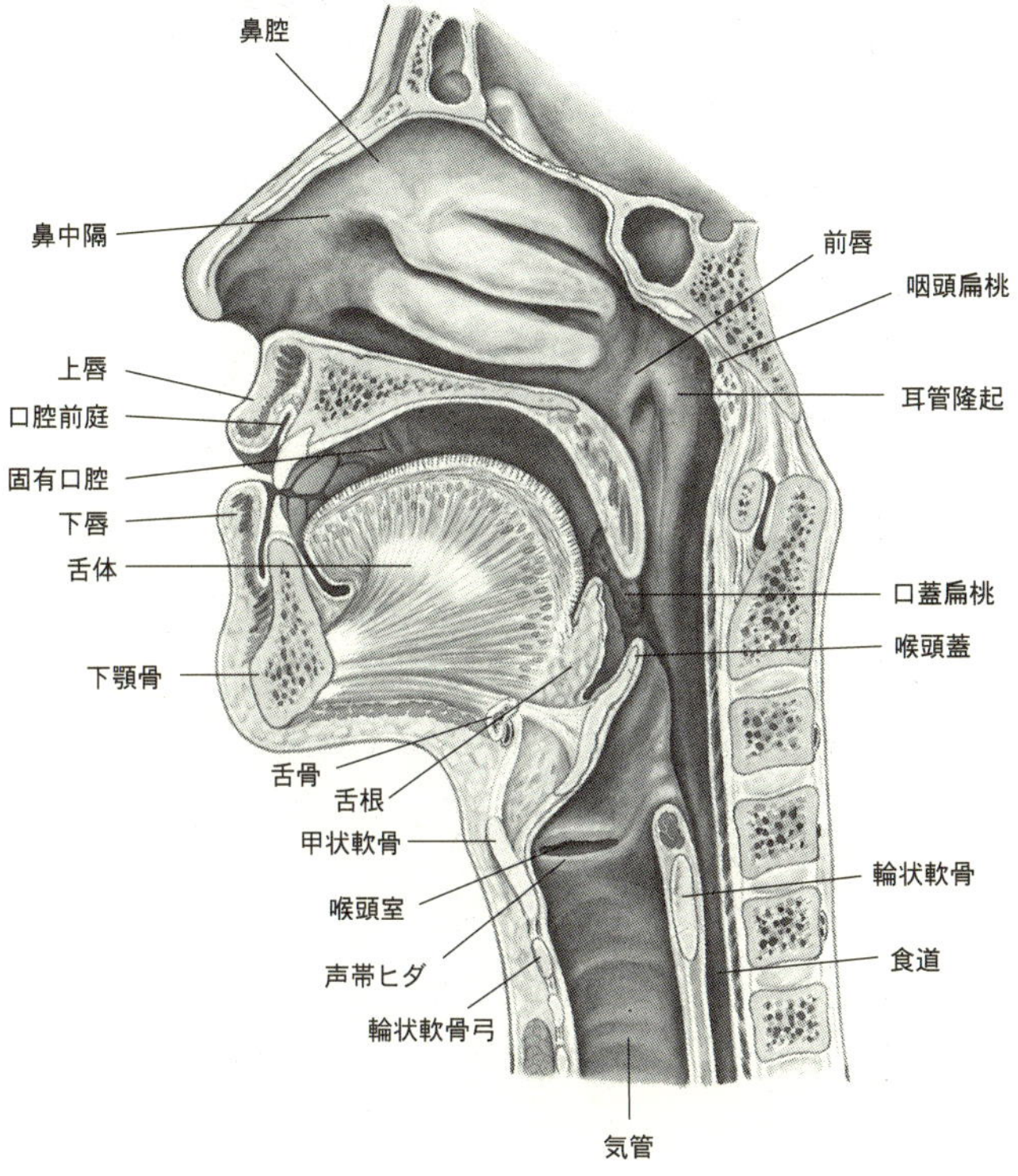

図16　喉頭・咽頭周辺の縦断面.

だからヒトは、食物を呑み込むたびに、喉頭の入口を筋肉の収縮によって、ふさがなくてはならない。老人ではこの運動が悪くなること、喉頭の位置が若い人よりも、さらに下がることなどのために、誤嚥を起こしやすい。

†喉頭の位置

動物のように、喉頭の位置が高いために起こる難点ももちろんある。それは第一に、食物路が喉頭によって二分されてしまうことである。

動物の場合は、ノドの奥を覗いたとすると、じつは喉頭がノドの奥の中央を走っているのが、見えるはずなのである。それなら、食べたものは、喉頭の前壁にぶつかってしまう。そして、食物路は、喉頭の両側を通る左右の道に分かれ、食道でふたたび合流する。この辺のところは、図をよく見て考えていただかないと、ピンと来ないかもしれない。

第二の難点として、動物は口をきかない。つまり、肺への空気の出入り口である喉頭が、いわば鼻に突っこんでいるから、空気はすなおに鼻を出入りするだけで、口には抜けにくいのである。だからウマもブタも鼻を鳴らすのであって、口で鳴くのではない。

ネコやイヌのような食肉類は、大きな肉塊を呑みこむことが多いので、喉頭がノドの奥をふさいでいては、具合が悪いことがある。そこで、これも筋の収縮により、つまり努力によって、喉頭の位置を下げることができる。それでワンとかニャアとか、「口をきく」のである。

他方、ヒトが楽々口をきくのはご存じの通りである。ヒトの喉頭が動物と同じような高さにあれば、ヒトは鼻を鳴らす方が得意だったであろう。

†ものの見方

さて、ヒトの体がうまくできているというのは本当か。

それは「機能的」な説明をするからである。機能というのは、構造が「いかにうまくはたらくか」を説明する仕方だから、説明がうまくいっていれば、いかにもよくできている、と感心して当たり前なのである。モチがノドに詰まって死ぬ話のように、欠陥を取り上げて言えば、まずくできているという話になってこれも当然である。つまり、うまくできているか否かは、極言すれば「見方」による。どちらでもない場合には、説明をしないというやり方がある。とすれば、うまくいっていると考えられる場合と、まずくいっていると見なされる場合と、どちらでもない場合と、いくつあるか、それぞれ比較してみなくてはならないが、そんな数が数えられるはずがない。何を取り上げるか、それが一義的には定まらないからである。それを定めたとしても、今度は、どういう状況でうまくいくいかないを考えるのか、それを定める必要がある。右の例で言えば、物を食べるなら、喉頭は高い方がいいし、口をきくなら低い方がいい。つまり状況を変えると、善し悪しが逆転してしまうのである。これは屁理屈のようだが、じつは多くの誤解が、ここに気がつかないために生じている、と私は思う。

簡単にヒトの体はうまくできている、などと言ってもらっては困る、という気もよくするのである。よくできているなら、なぜガンができるのか。ガンは自分の体から発するものではないか。ヒトの体がうまくできているばかりなら、医者は要らない。

†喉頭と咽頭

ヒトの喉頭は、なぜ下がったのか。これはもちろん、よくわかっていない。生後三カ月くらいまでは、喉頭の位置は高く、成体のゴリラと同じくらいだとされる。基本的には、ヒトが直立したことが、喉頭の下降と深く関係すると私は考えている。

それは、ヒトと動物の姿勢と、首の位置を観察すると、当然のようにも思われるのである。なぜなら、喉頭は一般の哺乳類においてもヒトにおいても、重力に平行する位置にある。ところが、体軸は、一般の哺乳類では重力に垂直だから、たとえば肺の重さは、胸郭《きようかく》が支えてくれる。ところが、ヒトは直立したので、喉頭と気管、肺とが、重力線上に、いわば一直線に乗ってしまったのである。

だから、喉頭より下方の呼吸器官、つまり気管や気管支、はては肺までが喉頭を引っ張る位置にある。このことが、ヒトの喉頭の位置が、年月とともに下方にズレることと、関係しているのであろう。下方の呼吸器官の重量が、直接に喉頭を引かないにしても、首から胸郭に入るときに、一般の哺乳類では、気道が直角に曲がる。この曲がりは、ヒトでは基本的に存在しない。これも図で見ていただければ、簡単にわかっていただけると思う。

さて、咽頭というのは、たいへん喉頭とまぎらわしい。解剖学では、咽頭は消化器の一部であり、喉頭は呼吸器の一部である。咽頭の最下部は喉頭のすぐ後《うしろ》にあり、ここは「咽頭喉頭部」という、ややこしい名で呼ばれている。その上方の咽頭の部分は、咽頭口部であり、これは口のすぐ後に相当するからである。そこより上の咽頭の部分は、咽頭鼻部というが、これもまた、鼻腔の後になるからである。要するに、咽頭は上から三つの部分に分けられており、

咽頭　鼻部
　　　口部
　　　喉頭部

ということになる。そして、咽頭が終わると、咽頭は食道と名前を変えることになる。咽頭各部間の、あるいは咽頭と食道の境、つまり境界問題については、すでに述べたから、もう繰り返さない。ただ、解剖学上の定義としては、輪状軟骨下縁《りんじょうなんこつかえん》より下は、咽頭ではなく、食道になるのである（図16）。

呑み込む

from oral cavity to esophagus

†気道の確保

咽頭に関係が深い機能は、嚥下《えんげ》である。嚥下とは、なにかを「呑み込む」ことであり、呑んだり食べたりするために、もっとも基本的な作業である。この作業は、いくつかの段階に分けることができる。最初の段階は、意識的であって、「下顎《かがく》を固定する」。こういうと、難しく思われるかもしれないが、要するに「下顎を動かさない」ことである。たとえば、ものを嚙めば、下顎は動く。だから、ためしにものを嚙みながら、ツバを呑み込もうとしてごらんなさい。それが不可能なことは、即座にわかる。

ところで、顎というのは、下顎が動くのであって、上顎《じょうがく》は動かない。下顎のほかに、上顎も動くのは、一部の変なトリだけである。だから、われわれの顎関節というのは、下顎骨と頭蓋の間の関節のみである。

さて、下顎を固定すると、

「サァ、呑み込むぞ」

という準備ができる。そこで、意図的にグッと呑み込む。このときに、舌が参加していることは、自分でも感じ取れるであろう。ここから先は、意識的過程ではなく、自動的に進行する。ノドの奥に、ものを放り込むと、反射的に呑み込んでしまうことがあるのは、ご存じの通り。

さて、舌が収縮して、口腔内で食物を後方に押していくが、それと同時に、軟口蓋が挙上する。ここではねあがった軟口蓋の後縁は、咽頭の後壁に密着することになる。これはなんのためかというと、軟口蓋の挙上によって、鼻腔と口腔とが遮断されるのである。ここをひとつ間違うと、ソバが鼻から出てくることになる。ソバが軟口蓋の上に廻ってしまい、それが鼻から出てくる。こういう不愉快な現象を防ぐため、鼻腔を後方から、軟口蓋でふさぐ必要があることになる。

このときに、咽頭後壁《こうへき》には、軟口蓋を迎えるように、隆起が生じる。これを古くは、パッサヴァンの隆起といった。この変な名前は、フランス人の医者の名前である。この隆起は、口蓋裂、つまり発生時に左右の口蓋板《こうがいばん》の癒合が起こらず、口蓋が割れている人に、よく発達するという。ただし、現在では、口蓋裂はすぐ治療してしまうので、この隆起が、とくに名前をつける必要があるほど発達する人は、ほとんど見られないはずである。それはともかく、この隆起は、口蓋咽頭弓《こうがいいんとうきゆう》の続きである。

もっとも、この隆起が口蓋裂の人だけに発達するという話は、やや疑わしい。なぜなら、口蓋裂があれば、この隆起は前から見える。しかしふつうの人では、きわめて見にくい。だから、X線で観察しなくてはならない。パッサヴァンは昔の人なので、そんな観察は、してないはずなのである。

口蓋咽頭弓とは、口をアーンと開けたときに、わきの方に見える口蓋扁桃《へんとう》、それを後方から境するヒダである。口蓋扁桃の前方は、口蓋舌弓《ぜっきゆう》によって、同じく境される。これも図を見ないと、なんのことやらわからないであろう。ともかく、この二つの弓状のヒダは、内部に筋肉をいれる。それらの筋は、ヒダと同名で、ゆえにそれぞれ、口蓋咽頭筋、口蓋舌筋という。

口蓋咽頭筋の意味は、よく知られていない。それは要するに、口蓋咽頭弓、パッサヴァンの隆起を作る筋である。これは咽頭を輪状に取り巻くことになる。この状況は、喉頭の位置が動物のように高いとすると、よく理解できる。

なぜなら、この二つのヒダないし隆起は、喉頭の位置が高ければ、まさに喉頭を取り巻く位置にあるからである。動物では、このヒダが喉頭の周囲を取り巻くことによって、喉頭口を鼻腔側に確保する役目を果たす。これも表現は難しいが、実際にはどうということはない。極端にいえば、喉頭の上端を、鼻腔の方に突っ込んでおき、その周囲を締めるのである。そうすれば、先に述べたように、気道が確保できる。

†横紋筋と平滑筋

さて、鼻腔と口腔が軟口蓋の挙上によって遮断されると、食塊すなわち一回に送られる食物の塊は、大きく開かれた咽頭腔を通って、食道へ向かう。ここで、喉頭口、すなわち喉頭の入口の「上」を通る。ここで間違うと、食塊が気道、すなわち喉頭に入ってしまう。これが、すでに述べた誤嚥である。嚥下のこの段階では、舌は後方すなわち喉頭口の方へ向かって落ち込んでおり、喉頭口の筋による閉鎖と同時に、このこともまた、食塊が気道側に入ることを防いでいる。

食塊が咽頭から食道に入ると、われわれの「意識」は、食塊の輸送に対して、まったく関与しなくなる。すなわち、この先の嚥下は、食道の蠕動《ぜんどう》運動となるので、消化管内の通常の食物の移動と、同じことになってしまうのである。胃や腸内で、食塊がどう移動しているかは、われわれはまったく意識していない。それは、胃や腸に、神経性の感覚がない、ということではない。むしろ、消化管には、大量の神経細胞が存在している。ただ、それらの細胞は、意識にあまりのぼることなく、消化管の運動を微妙に調節しているのである。

腸のように、何メートルもある長い管の細かい運動を、いちいち考えて調整したら、頭がおかしくなるのかもしれない。

食道の壁は、筋の運動によって、食塊を胃に送る。食道の筋肉は、上の方は横紋筋《おうもんきん》、下方の三分の一は、胃腸の筋と同じく、平滑筋《へいかつきん》である。一般の哺乳類、たとえばネズミやイヌでは、食道の筋肉は、全部が横紋筋である。ところが、爬虫類や鳥類では、食道はおろか、咽頭の筋肉まですべて平滑筋である。すなわち、進化の過程では、咽頭から食道に至る部分の筋は、どうやらもともとの平滑筋から、しだいに横紋筋に変わってきたらしい。その傾向からヒトの食道を見ると、食道の筋の下半分が平滑筋というカモノハシよりも、ややマシという進化程度だということになる。だからこれは、ヒトの食道の「原始性」を示す、と考える人もある。

†食道に起こる症状

食道は細い管で、食物が通過するだけ、あまりおもしろいものではない。顕微鏡用の標本では、直径が一センチあまりしかない。ここを、場合によっては、総入れ歯が通る。総入れ歯を、呑んでしまったおバアさんがいるのである。食道の上端、つまり輪状軟骨の下縁あたりと、食道の下端、つまり胃につながるあたりでは、食道の内腔はつぶれている。

つまり、ふつうは閉じているのである。上端が開いていると、呼吸運動に伴って、食道にも、肺と同様に空気が出入りすることになる。これでは食道粘膜が乾いてしまう。他方、下端が開いていると、食道の内腔は、胃の内腔と、直接に連絡することになる。これはこれで、はなはだ具合が悪い。なぜなら、胃の内腔は胃酸を含んでおり、これはきわめて酸度が高い。もし、酸度の高い胃酸が食道の内腔に入ると、いわゆる「胸ヤケ」を生じる。食道の粘膜が軽い炎症を起こすのである。

胸ヤケを除けば、食道に起こる症状は、ほとんどが通過障害である。患者さんは、「ものがつかえる」

という。食道ガンのように、本当に食道がふさがりかけても、食物がつかえるというし、食道憩室《けいしつ》といって、食道から小さな部屋が膨れだしても、やはり「つかえる」という。内臓の感覚というのは、その程度に言語表現が難しいものである。もちろん、食道には罪がなく、まわりの構造に押されたため、結果的に食道が狭くなって、「つかえる」場合もある。原因不明で、食道の下端がうまく開いてくれないという、変な病気もある。ただ「ものがつかえる」といっても、原因は単純ではない。

肝硬変の場合には、食道静脈瘤が生じることが多い。これは、消化管全体の血液を肝臓に送り込む門脈《もんみゃく》の循環障害のために、行き場のなくなった血液が、食道の下端を通って、心臓に帰ろうとするために生じる。血液が、なぜこんなところを、ムリに通って帰ろうとするかは、循環系をよく理解しないとわからない。その説明は、面倒臭くて、ここではする気がしない。要するに、こういうところしか、帰り道がなくなってしまうのである。ここにも、ヒトの体が、かならずしもうまくできていない例がある。食道静脈瘤の破裂は、肝硬変の死因となるので、手術的に処置することが多い。

†食道の変化

考えてみると、食道というのは、ただの管である。仕事といえば、食べたものを胃に運ぶ。それなら、大した器官ではないな。

それが偏見であることは、食道ガンになるとわかる。この治療は、外科でもなかなか面倒な手術に属する。食道は、消化管の他の部分とは違って、腹腔ではなく、胸腔を通るからである。胸腔には、肺とか心臓とか、厄介な器官が入っている。そういう部分を外科的にいじることを考えたら、その面倒さがなんとなくわかるであろう。実際、食道の外科は、比較的近年になって発達したのである。

食道は、ヒトでは一本の管で、どうという構造はないように思われる。動物では、しかし、別な形に発達することがある。その第一は、ウシのような反芻動物である。ウシには胃が四つある。そういう話を聞かれたことがないだろうか。じつはこれは、胃そのものが四つに分かれているのではないと思われる。その一部は、食道の下端が変化したものらしいのである。

同じような変化はトリにも起こっている。ヤキトリでいうスナギモ、あれも食道の下端が膨らんで生じたものである。スナギモの壁は、よく発達した平滑筋でできている。あんな袋が、胃の前になぜあるのか。

たぶんご存じだと思うが、トリには歯がない。始祖鳥の時代には、たしかに歯があったのだが、いまはないのである。完全にないかといえば、歯の一部を作る遺伝子は残っているらしい。それでもともかく、歯がなくなったのである。歯がない動物が、穀物のような、硬い植物の種を食べる。だから、多くのトリでは、このスナギモで、食物をすりつぶすのである。袋のなかに硬いものを入れて、袋の壁の筋肉を動かし、中身をすりつぶす。しかし、袋の壁は、どうしたって、そう硬いものではない。だから一部のトリは、この袋のなかに、石をためる。石と食物を混ぜて、両者を揉んで、食物をすりつぶす。だから、スナギモには、石が入っていていいのである。

同じことをやっていた動物が、過去にもいた。それはトリの親戚で、つまり恐竜である。恐竜の化石では、胸郭の骨のなかに、角のとれた、おかしな石が見つかることがあった。

あるときその理由に気づいた人がいたのである。恐竜はトリと同じように、スナギモを持っていて、そこに石を入れていたのではないか。

このスナギモを、もっと変に利用しているのはハトである。スナギモの粘膜が剝がれて落ち、それをハトが吐き出す。なぜそんなことをするか。子どもを育てるときだけに、そういうことが起こる。吐き出したスナギモの粘膜が、ハトのミルクなのである。ハトはそれを子どもに食べさせる。食道の使い方も、動物によって、いろいろ分化するのである。

食道 *esophagus*

消化管は口から肛門まで、ただ一本の管である。それにわれわれは、食道とか胃とか腸とか、名前をつけて、いくつかの部分に区切ってしまう。

そんなことを言うが、天然自然にそういう区切りがあるのではないか。そういうものは、あると言えばあるようだし、ないと言えば、まったくない。無責任な返事だが、そうとでも言うしかない。

†食道と胃の境界

食道の上端はどこか。解剖学の教科書を読めば、食道は輪状軟骨の下端から始まるとある。ふつうの人が、それでわかるはずがない。そもそも輪状軟骨がわからないからである。この軟骨は喉頭の骨格のいちばん下部を作る。それより下が食道だが、そんなのは人為的な区分だということは、歴然としている。輪状軟骨というのは、喉頭側の、すなわち呼吸器側の構造であって、消化器とは直接の関連はないからである。

それだけではない。食道と胃の境も、判然としないところがある。顕微鏡で見ると、食道と胃の境界は、きわめて明瞭に見える。なぜなら、食道の上皮と胃の上皮は、まったく性質が違い、顕微鏡ではその境がはっきりわかるからである（図17）。細胞の単位で、どこまでが食道の細胞、どこまでが胃の細胞と、その区別をすることができる。それなら、少なくとも、食道と胃の境界は明瞭ではないか。

それが、そうはいかないのである。食道の一部に、食道噴門腺《しょくどうふんもんせん》と称して、胃の粘膜が出現することがある。つまり、顕微鏡を用いても、胃と食道の境界が分けられると主張するなら、逆に、肉眼的に食道の範囲だから、そこが食道だとは、顕微鏡的には、言えなくなってしまうのである。

一九世紀の末に、ウィーンのヨゼフ・シャッファーという解剖学者が、ある少女の食道の連続切片を観察していて、食道噴門腺を発見した。連続切片とは、ある組織なり器官なり個体なりを、顕微鏡用の切片標本として、一枚もなくさず、完全に切片にするものである。シャッファーはこの連続切片を観察していて、食道の上部三分の一のところに、胃粘膜と同じ構造を発見した。さらにかれは、そこに胃の噴門腺を見つけた。それをシャッファーは、食道噴門腺と呼んだ。そこには胃の一部がある！

これが、すでに述べた「境界問題」の一例であることは、おわかりいただけるであろう。

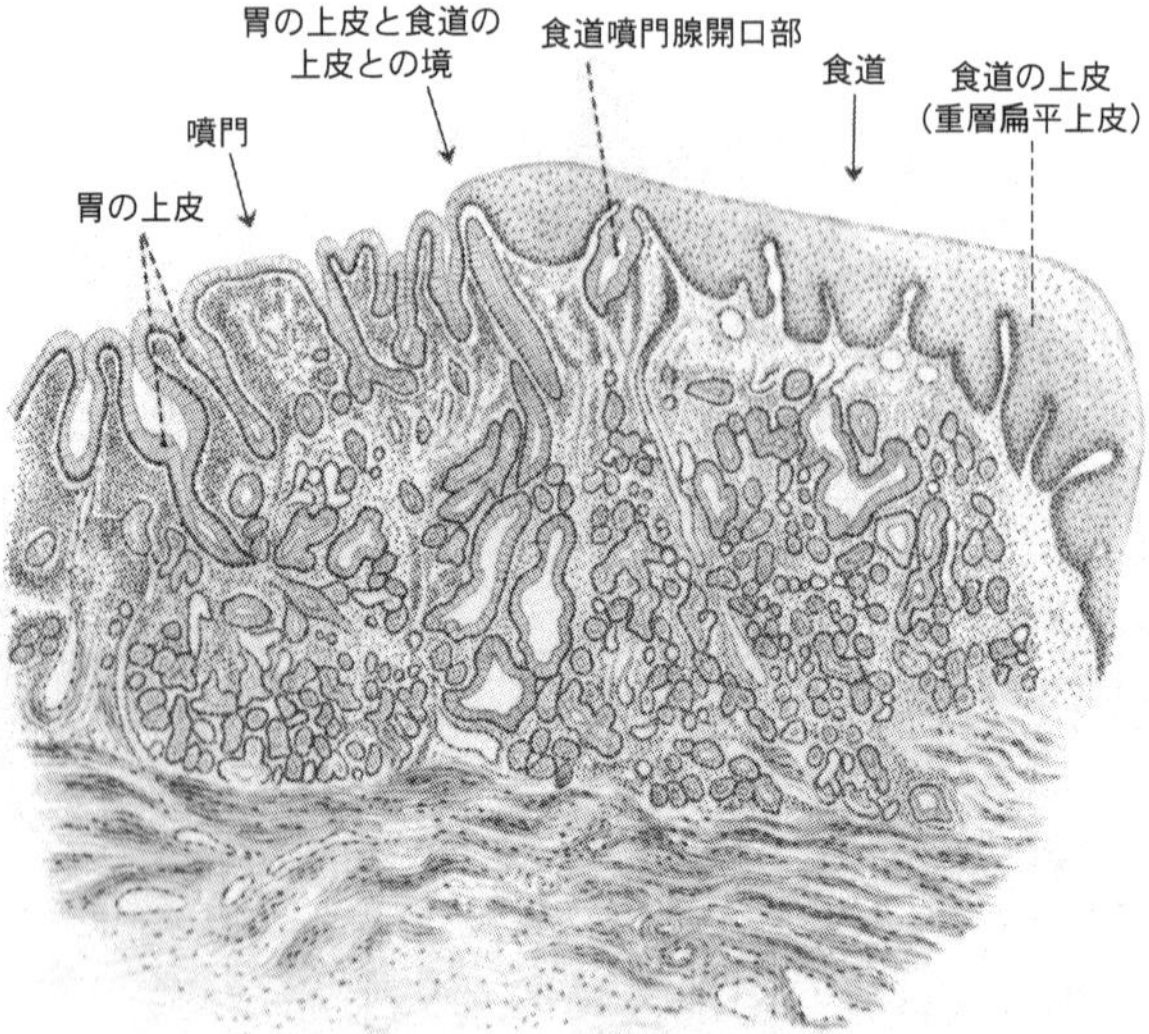

図17　食道・胃（噴門）境界付近の縦断切片.

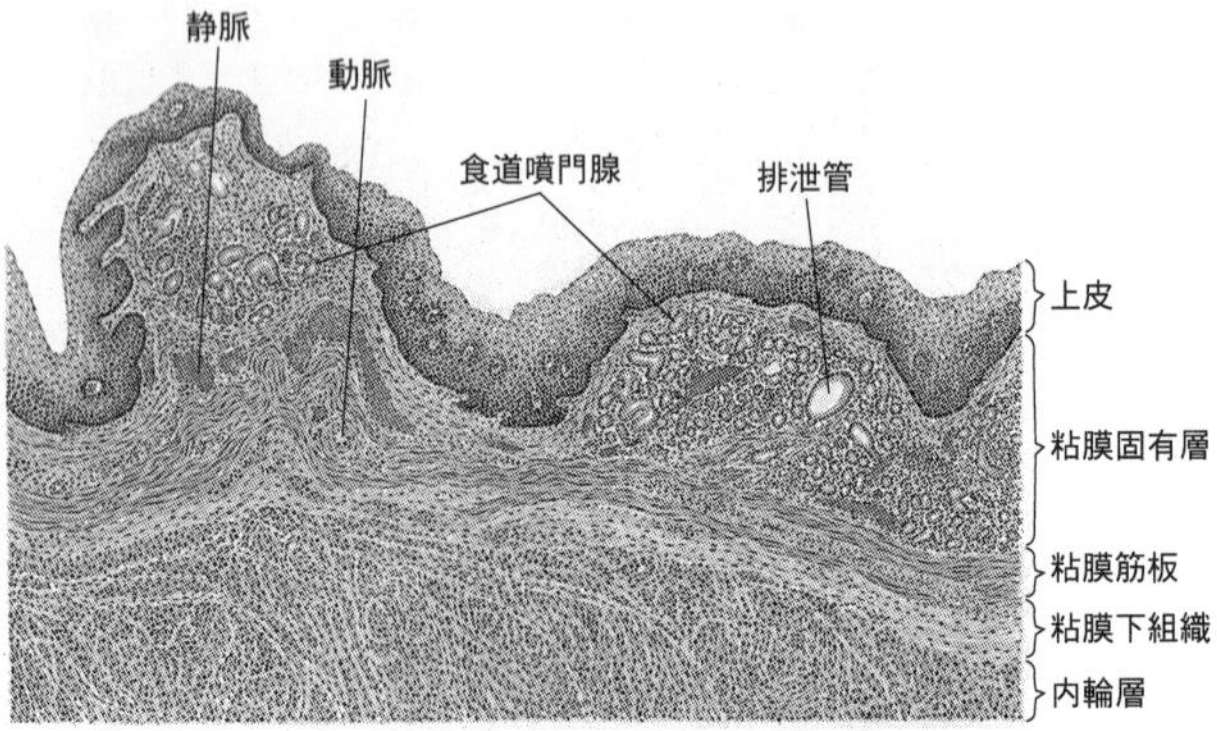

図18　食道上端の縦断切片.

言語は存在を「切る」が、存在自体は、切れるとは限らない。われわれは日常、むしろ言語世界に埋没していることが多いので、こうした自然の「切れなさ」を無視することが多い。この問題は、解剖学というものの発生と、じつは根本的に関連している。そこをご理解いただくには、かなり長い説明が必要である。

†解剖学の発生

解剖学では、ヒトの死体を解剖する。そもそもヒトは、なぜこんな変なことを始めたのか。

解剖をすれば、病気の原因を知ることができるからだ。そう思う人もあるかもしれない。残念ながら、歴史はその考えを反証する。病気の原因を知るために行なう解剖は、病理解剖と呼ばれる。ところが、病理解剖が一般化したのは、一九世紀になってからのことである。

ミシェル・フーコーによれば、そもそも病気と死とが、因果として結びつくのが一九世紀である。それ以前の人間にとって、ヒトの死は病気と必然的に結びつくわけではなかった。飢え、貧困、戦争、事故、死刑、あるいは病気といっても悪魔の仕業としか思えない黒死病（ペスト）の大流行。そう思ってみれば、ヒトは病気で死ぬとは限らない。さらにいえば、病気だから死ぬとも限らない。死は単なる病気の帰結というより、もっと不思議で、複雑なものだ。一九世紀以前の人がそう考えたとしても、ちっともおかしくないであろう。

他方、人体の解剖自体は、病理解剖よりはるか以前、一四世紀には、北イタリアですでに行なわれていた。人体解剖学は正常な人体の構成を問題とする。べつに病気を対象としたものではない。

では逆に、正常の人体を解剖しようなどと、なぜヒトは考えたのか。その理由はすなわち言語である。ヒトは世界をことばで埋めつくした。この作業は、ほとんど偏執的としかいいようがない。ところが、ある日突然、だれかが気づく。「からだの内部が、まだことばで埋めつくされていないではないか」。ここで大宇宙に対して、小宇宙が出現する。小宇宙とは、つまり人間のことである。

言語は、本来一つのはずであった世界を、分割してしまう。ではヒトの身体を言語で表現しようとしたら、とくにその内部を言語化しようとしたら、どうなるのか。すでに述べたように、人体を分割せざるをえない。ところが人体とは、全体で一つのものであって、生きているヒトを分割などしたら、もちろんただちに死んでしまう。だからこそ、解剖の対象は死人なのである。世界を言語化するという脳の機能は、人体にそれが及ぼされたとき、具体的には、メスとして表われた。そう言ってもいい。言語を創りだす行為は、われわれがもうほとんど忘れてしまったが、しかし間違いなく存在した古い時代のヒトの行為に属する。現在でも言語はごく部分的には生じているが、それはすでに存在する言語の部分的な修正にほとんど限られている。いまではわれわれは、既成の言語をただ運転しているのである。

しかし、歴史上、人体の内部はおそらく、もっとも言語化の遅れた領域だったのである。その領域までも、なんとか言語化しようとしたのが、じつは解剖学である。だから解剖学は「ことば」にこだわる。医学生は数千の解剖学用語を最初に習わされて往生するが、こうした用語が解剖学でとくに大切にされる理由は、おそらくここにある。

†骨格は単語

それでは、解剖学がなぜとくに、ルネッサンスの西欧で発達することになったのか。それには、いろいろ具体的な事情もあろう。しかし、その前提になったものは、おそらくアルファベットである。それにしても、いきなりアルファベットでは話が飛びすぎるから、具体的に説明しよう。

近代解剖学の祖といわれるのは、ベルギー生れのアンドレアス・ヴェサリウスである。

かれは一五四三年、『人体構造論』という立派な本を書いた。なかみはラテン語で、ところどころにヘブライ語の単語まで入っている。このときヴェサリウスは、二八歳だった。

かれが、なぜ近代解剖学の祖か。それはかれが、はじめてバラバラの骨の図を描いたからである。図を描いたといっても、実際に図を描いたのは画家である。ヴェサリウスは画家に図を描かせた。バラバラの骨の図が、なぜ近代解剖学のはじまりなのか。それは、それ以前の図がすべてバラバラでない骨格の図だったからである。これを発見したのは、芸大の大学院生だった布施英利氏である。

では、バラバラでない骨格がバラバラになると、それがなぜ近代なのか。ご存じのように近代科学は、バラバラの上に成立している。ものをバラバラにしていくと、なにになるか。どんどん分けていくと、しまいには分子になる。それを分けると原子に、それをさらに分けると、素粒子になる。それが物理や化学の基本である。こうしてバラバラになった分子や原子には、バラバラにする前に、われわれの目に具体的に見えていた、ものの性質は、まったく含まれていない。おかしな考え方もあるものである。

あなたをバラバラにすると、つまり解剖すると、器官の集合になってしまう。器官は組織の集合に、組織は細胞の集合に、細胞は分子の集合になる。分子はあなたの一部を構成していたのだから、そこにはあなたの性質が一部でも含まれていていいと思うのだが、含まれないようにも思われる。どうしてこんなバラバラ事件が可能になったのか。

英単語を例にとろう。たとえばwordこれをバラしてみよう。wとoとrとdになる。このアルファベットのそれぞれに、「単語」という意味はまったく含まれていない。こんどこの四つのアルファベットを、適当に並べかえてみよう。じつはその並べ方は二四通りある。しかしそのなかで、wordという並べ方、つまり「正しい」並べ方をしたときだけ、突然「単語」という意味が生じる。

あなたを分子まで分解したとしよう。その分子には、右にのべたように、あなたの性質は一切含まれていない。あなたを構成する分子をすべて、正しい順序で並べ直すことができたとする。そこで突然、あなたが生じる。

これでおわかりいただけたであろうか。近代科学の前提は、ものをまずその構成要素に分解するという手続きだった。ヴェサリウスの場合、ものとはヒトの骨格であり、要素とは、骨格を構成する個々の骨だった。こうした要素、つまり個々の骨は、正しい順序で並べない限り、骨格を生じない。ゆえにここでは、個々の骨はアルファベットであり、骨格は単語に相当しているのである。ヴェサリウス以前の解剖学には、骨格という観念がない。しかし、解剖学者はむろん骨格の図を描いた。しかも個々の骨は描かなかった。注目すべきことに、ヴェサリウス以前の解剖学者は、骨格の図を描いたにもかかわらず、「骨格」

という「ことば」を持たず、骨格の図にはラテン語で ossa corporis humani、すなわち「ヒトの骨々」という表題を付したのである。

この意味でこそ、ヴェサリウスは近代解剖学の祖である。あるいはむしろ近代医学の思考を最初に示した人である。なぜならかれは、解剖学に要素還元論、つまり近代解剖学の基礎となった方法論をはじめて持ち込んだからである。かれは要素としての個々の骨を「発見」し、その結果、骨格という概念を創造した。創造された骨格は、したがって有意味であり、「生きている」。だからこそ、ヴェサリウスの『人体構造論』の中の骨格図では、骨格は生きており、表情をもって描かれているのである。

西欧に自然科学が生じたのは、おそらく偶然ではない。なぜならかれらは、視覚言語としてアルファベットを用いたからである。そこではある「もの」、意味を持った全体が、複数の平等の構成要素に分解できるという、暗黙の信念があった。アルファベットを用いる限り、それは当然だったからである。ヒトは世界をことばで埋めつくす。ことばは世界を創り、世界を表わす。その世界は、わずか二〇あまりの基本要素、すなわちアルファベットで構成されているのである。

ヴェサリウスの功績は、人体の一部、すなわち骨格が、平等かつ複数のある基本的構成要素に還元することを、はじめて具体的に、意識化して示したことにある。こうした思考は、後に一九世紀に至って、細胞説として、現代生物学を基礎づけることになる。そして現代では、分子生物学として、生物学の王道にまでなってしまうのである。

生物学者は、いまではしばしば分子学者である。分子には通常、色もにおいも、触れた感じもない。その集団は、ふつう瓶に詰められて、白い粉として表われる。その瓶にラベルが貼ってなければ、多くの科学者が、その粉がなんであるか、皆目見当もつかないであろう。ヴェサリウス以来五〇〇年、いまや生体は、そうした五感に訴える属性を失いつつある。

胃　*stomach*

†胃のはたらき

食道の先は、胃である。胃は食物をとりあえずためるところで、胃を全部、切りとってしまった人は、食物を少しずつ食べる、そういう練習をしなくてはならない。

胃のなかにたまったものを、胃は一塊りずつ、十二指腸に送る。この送るはたらきは、おそらくホルモンと、もちろんあとは自律神経によって、きちんと調整されている。幽門《ゆうもん》部《ぶ》と呼ばれる、十二指腸に近い胃の部分は、こうした食物の送り出しに関わる部分である。胃のすべてが、食物をためるための袋ではない。

当然だが、胃に入った食物を、むやみに十二指腸に送っていいわけではない。ふだんはそれを、胃が調節しているのである。胃を切られた人が、少量ずつ食べるのを覚えなくてはならないのは、そのことも関係している。胃がなくなったから、つまり単に物理的に余裕がなくなったから、少量ずつ食べろ、ということではない。ふだん胃がやっていたことを、脳でやれ、ということなのである。十二指腸に、ある量以上の食物がいきなり飛び込むと、生理的にいろいろ具合の悪いことが起こる。これを医者は、ダンピング症候群などという。

†胃の痛み

胃の存在は、しばしば意識される。多くの人が、日常的に「胃が痛い」とか、「胃が悪い」とか言う。だからといってそれが本当とはかぎらない。

指の先が痛いというのは、はっきりわかる。なぜかというと、脳には指に相当する知覚の領野が、ちゃんとあるからである。逆に、脳のその部分に、なにかが起これば、肝心の指はたとえなんともなくとも、われわれは指が痛いとか、かゆいとか、なにかが触ったとか、そういう判断をする。つまり体の表面に関しては、われわれは脳に地図を持っている。体表とは、外界とわれわれの体とを、境する部分だからである。そこはいわば国境のようなもので、脳という司令部は国境で起こることであれば、それが国境のどの部分で起こったできごとかを、明確に把握しているのである。

ところが内臓に関しては、脳にそういう地図はないらしい。そこは本来、「うまくいっている」はずの部分なのであろう。だから、脳はそこに関して、細かい地図を用意していない。それが用意してあれば、胃の小彎《しょうわん》側の噴門から約三分の一の部分が痛いとか、幽門部の始まりの部分が輪状に痛むとか、見てきたようなことが言えるはずなのだが、もちろんそれは不可能である。

なぜ脳が内臓の地図を用意しなかったかと言えば、そんなものは不要だったからであろう。外界との接点である皮膚について言えば、場所によっては、蚊が刺してもわかるくせに、腹のなかでは、相当な異常事態が発生しても、しばしば知らぬ顔である。だからガンができても、自分ではわからない。脳はそれだけ「身内」を信頼しているのかもしれない。ガンができたときのように、「身内に裏切られるくらいなら」、「死んだほうがマシ」だと思っているのであろう。

そういうわけで、「胃が痛い」とあんたは言うが、痛いのは本当に胃か、と詰問されると、「ハテ」ということになるであろう。実際に心筋梗塞の人が、「胃が痛い」などと、主張するのである。生まれてこのかた、心臓の痛みなど感じたことはなく、心臓になにかが起こったと、目で見えるわけでもないから、よく考えてみれば、心臓が痛いのか、胃が痛いのか、そんなこと、自分だけの主観では、わかるわけがない。腹のこのあたりが痛いんですが、などと言っているが、それでむしろ正直なのであって、「胃が痛い」などという患者の主張を、医者がかならずしも信用しているわけではない。

昔はよく胃痙攣などと言ったが、消化管の痛みは、たしかに消化管が「動く」ときに生じることが多い。消化管だけではなく、壁に平滑筋を持っていて、動く器官では、動きが強くなると、痛みが生じる。結石の痛みが典型で、石が詰まっていているから、それをなんとか押し出そうとして、筋肉が強く収縮する。だから、「痛い」のである。これを専門家は、疝痛《せんつう》などという。こういう痛みは、収縮時に強く痛んで、しばらく休む。それを繰り返すから、慣れればすぐにわかる。そんなことに慣れても、いっこうにありがたくもないが。

陣痛もよく似た痛みで、これも要するに子宮の平滑筋が収縮することによる痛みである。こういう痛みは、収縮を止める薬で、しばしばおさまる。しかし、内臓にしてみれば、それなりの理由があって収縮しているのだから、痛みが止まればいいというものでもない。収縮を止めることで、陣痛を止めたら、子どもは産まれない。

†胃潰瘍

胃潰瘍という病気があって、頭の具合が悪いと、胃に穴が開く。胃潰瘍の治療に使う薬は、要するに神経の薬である。胃潰瘍は、だから、胃の病気であって、胃の病気ではない。ストレス病、神経病である。

なぜ胃の壁に穴が開くのか。胃はそれでも消化管のうちだから、食物を消化する能力を、あるていど持っている。とくに胃は、ペプシンというタンパク分解酵素を胃腺から分泌する。胃潰瘍の場合、これが胃粘膜の一部を溶かすらしい。

胃腺は胃の粘膜のほとんどを占めており、管状である。胃の表面を拡大の小さな顕微鏡で見ると、この胃腺という管の入口が適当な間隔をおいて、粘膜の表面にずっと並んでいるのが観察できる。要するに、胃粘膜の表面は、胃腺の入口となっている穴だらけなのである。穴でないところを、粘膜上皮が覆っている。あとで述べるように、アルコールで剝げるのは、こういう穴でないところの上皮である。

このペプシンという酵素は、酸性ではたらく。酵素というのは、一般に至適な酸度があって、特有の条件ではたらくのである。そこで胃腺はもう一つ、胃酸を分泌する。これは、なんのことはない、塩酸である。だから胃液ははなはだ酸度が高く、つまり酸性なのである。

さて、このペプシンはタンパクを分解すると言った。それならなぜ、ふだんは胃の壁が分解されないのか。胃の上皮細胞だって、たくさんのタンパクを含んでいるではないか。それは、よくわからない。よくわからないが、自分は溶かさないように、ふだんはうまくはたらいているのである。そこがうまくいかないと、胃潰瘍が起こる。うっかりすると、自分を溶かしてしまうのである。

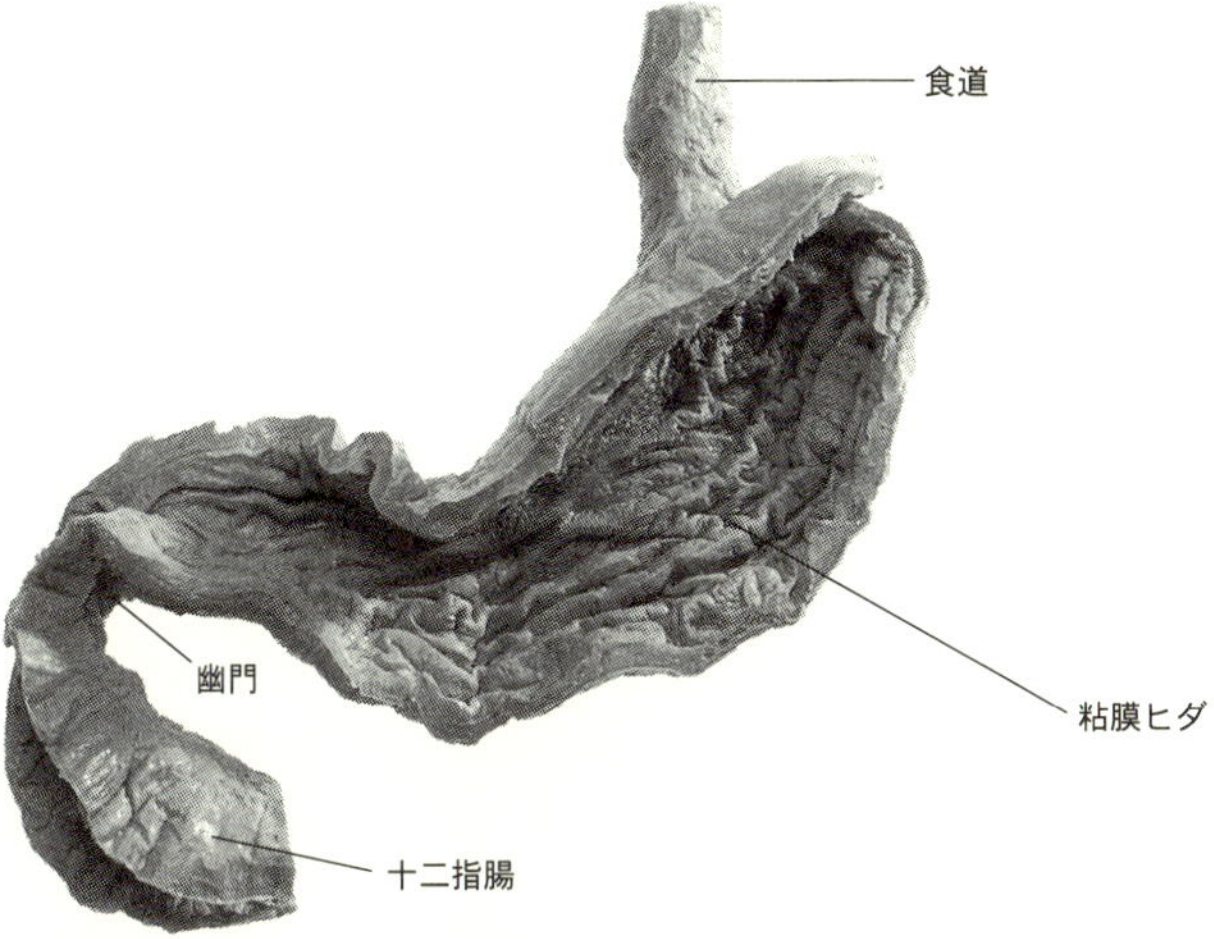

図19　胃内面を示す標本（プラスティネーション）．

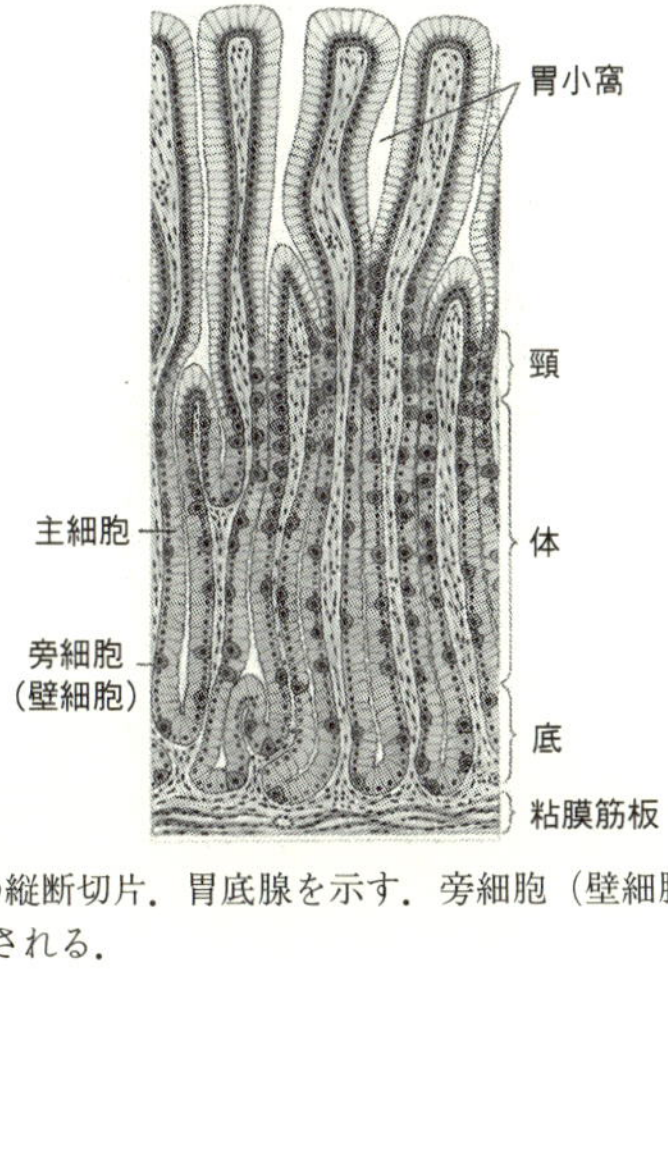

図20　胃粘膜の縦断切片．胃底腺を示す．旁細胞（壁細胞）からは胃酸（塩酸）が分泌される．

こういう自己消化が、いちばん明瞭なのは、膵臓《すいぞう》である。膵臓はタンパク、脂肪、炭水化物、どれを分解する酵素も分泌している。だから、うっかりそれが、下手に活性化してしまうと、膵臓自身が溶ける。それが急性膵炎である。

胃潰瘍は、こうして、胃自身がうっかりして、自分の一部を溶かすことから生じる。その「うっかり」が、ストレスから生じることは、右に述べたとおりである。ネズミを紐で縛って吊り下げ、氷水を入れたバケツに漬ける。これを二、三回繰り返す。それからネズミの胃を開いて観察すると、複数の出血巣が認められる。胃潰瘍のはじまりみたいなものである。そこが溶ければ、潰瘍になるからである。ストレスで、胃にはこういう事件が簡単に起こる。単に食物がたまるところだから、胃は下等な器官かと思うと、そうでもないらしい。結構デリケートなのである。

ネズミにむりやりアルコールを飲ませる。動物はなかなか敏感で、私の飼っているジャコウネズミなどは、飲み水にアルコールを混ぜたら、水を飲まない。やむをえず、スポイトでむりやり酒を飲ませる。

その後、胃粘膜を顕微鏡で観察する。すると、粘膜の表面がはげている。いわゆる急性胃炎である。それから一日か二日たって、胃を観察する。もうすっかり治っている。粘膜上皮が剝げたら、胃全体が胃潰瘍になってもいいような気がするのだが、それがそうはならない。からだというのは、おおむね信頼していて、いいものらしいのである。

だから大きな胃潰瘍が見つかったからといって、さして心配する必要はない。治療をして、一週間もすれば、すっかり消えてなくなる。このあいだのアレは、いったいなんだったのか。そんなことを考えたりする。

要するに、胃の中では、ものごとがあんがい急速に進行している。それがいつまでたっても、症状がぐずぐずしているのは、原因がなくなっていないからである。剝げた粘膜が治るたびに酒を飲んでいたら、胃の粘膜は、いつまでたっても胃炎である。だから、酒を飲むのはともかく、ときどき間をあけろ、と医者がいうのである。

✝ストレス

ストレスというのは、奇妙なもので、定義がむずかしい。潰瘍がストレスで生じるように、ガンもそうではないか。それはだれでも考えるのだが、それでは、ストレスの多い少ない、それを測ることができるかといえば、私はそんなものを測ろうとは思わない。どう測ったらいいのか、よくわからないからである。胃潰瘍の多い少ない、これはもちろん測ることができる。

動物園の動物は胃潰瘍になるが、野生の動物はそうならない。これは、『裸のサル』で有名な、デズモンド・モリスの説である。それならヒトは、ほとんど動物園の動物である。これはなんとなく納得がいく。

戦争になると、胃潰瘍の患者がほとんどなくなる。これもよく言われる。だから、戦争はかならずしも、胃潰瘍を起こすようなストレスではないらしい。

胃潰瘍と心筋梗塞は、いわゆるストレス病の典型である。これが患者の性格と関連しているのは、よく知られた事実である。慣れた臨床医は、患者がドアから入ってきて、自分の前の椅子に座るまでに、心筋梗塞型の患者かどうか、見分けることができる。そういう記述を、外国の本で読んだことがある。胃潰瘍もそれに似たところがある。なんとなく胃潰瘍になりやすい性格がある。

私は以前から、これが同時に社会の型とも関係することを疑っている。三〇年ほど前、豪州でタクシーに乗って運転手と会話したことがある。豪州では、運転手の職業病は心筋梗塞だという。日本ではその頃、それが胃潰瘍だった。先生とタクシーの運転手である。

社会がある状況にあるときに、ストレスを受けやすい職業があるらしい。もちろん、食生活やら、時間の使い方やら、他にさまざまな要因があるはずである。だから、簡単な議論はできない。ともあれ、ある社会構造は、あるストレスのバイアスをかけるであろう。たとえば、人間関係が苦手な人にとっては、日本社会はつくづく面倒くさいところである。

自己の能力を、外向的に発揮しようと思うなら、西欧型社会は厳しいところである。それなら、胃潰瘍型の人は西欧社会ではあんがいストレスがなく、心筋梗塞型の人は日本社会ではあんがいストレスがない。

そういうことではないかと、よく思うのである。

胃と十二指腸

stomach and duodenum

†胃の部分

胃の部分には、いくつか名前がついている（図21）。こういう名前は、ふつう専門家でないと使わない。名前をいくつか説明しても、胃の実物を知らないし、そういうことばを使う機会もないから、すぐに忘れてしまう。

解剖学を教えようと思うと、そこが大変である。学生も同じだからである。なにしろすぐに忘れる。覚えさせようと思うなら、くり返すしかない。しかし、めったに使わないことばは、結局くり返しがないから、一度くらい覚えても、やがて忘れてしまう。何度も使う、必要なことばだけが、いわば濾過され、最後に頭に残る。だから、山ほど教えてもいいのである。どうせ、そのほとんどは、忘れるからである。

せっかく勉強したのに、全部忘れた。あんな勉強は役に立たなかった。そういう文句を言う人がある。それはたぶん間違いである。習ったことや、経験したこと、それを、文字どおり全部覚えていたら、覚えていることを思い出すだけで、一生かかってしまう。六年間、勉強したことを思い出すには、六年かかるからである。だれだって、結局は、「かいつまんで」理解しているのである。たくさんの情報を脳に入れて、必要なものだけを濾過して残す。それが勉強である。にもかかわらず、なんでも全部、覚えたがる人がいて、しばしば自分の頭を壊す。

食道からすぐにつながる胃の部分を、噴門《ふんもん》という。逆に、十二指腸につながる部分が、幽門《ゆうもん》である。噴門も幽門も、いかにも昔風の名前だが、明治に造語されたらしい。日本の解剖学では、基本的な名称が、江戸時代、杉田玄白の『解体新書』によって与えられた。そのあと宇田川玄真の『医範提綱』が、その訂正と追加をしている。ところがこの二書では、いずれも噴門を胃の上口、幽門を胃の下口と呼んでいる。私には、このほうがわかりやすい気がするのだが、ラテン語の国際用語では、噴門は cardia、幽門は pylorus と呼ばれ、これを日本語のラテン語辞書で引くと、それぞれまた胃の噴門、幽門という訳が与えられているだけである。ラテン語の原語が、噴とか幽とかに、とくに関係することばかどうか、私の辞書ではわからない。

つまり、国際用語では、上の口とか、下の口とかいう、単純な名称が与えられていない。いわば固有名がついているのである。そのために、日本語名も、胃に固有の名を与えることにしたのであろう。なんとなく明治の学問の権威主義が、ほのかに見えるような気がする。いま名称をつけるとしたら、上口、下口で十分であろう。

†小彎と大彎

胃は左を上、右を下に、やや斜めに寝ていて、上側の斜面を小彎《しょうわん》、下側の大きい斜面を大彎《だいわん》と呼ぶ。この二つの区別はあんがい重要である。胃は前後に平たい袋と見ることもでき、そう見た場合、小彎と大彎は、胃壁の前面と後面の境になっている。

病気でいえば、小彎には胃潰瘍ができるが、大彎にはまずできない。大彎に潰瘍らしいものがあったとすれば、胃ガンと見たほうがいい。

小彎は、じつは食物の通路である。変な言いかただが、この上側の斜面を通って、食道から十二指腸に向かって、真直ぐにものが流れることが可能である。どうしてそんなことができるか。胃は袋だから、ものが溜るのではないか。

それはそうなのだが、食道から十二指腸まで、胃という膨らみをなくしてつなげてみると、わかりやすい。小彎側では消化管の輪郭が、すんなりつながってしまう。他方、大彎側では、噴門のところで、胃の壁が鋭角をなして、折れ曲がるから、この部分は「横への張り出し」だということが、輪郭だけからでも、はっきりわかる。この大彎側で、膨らん

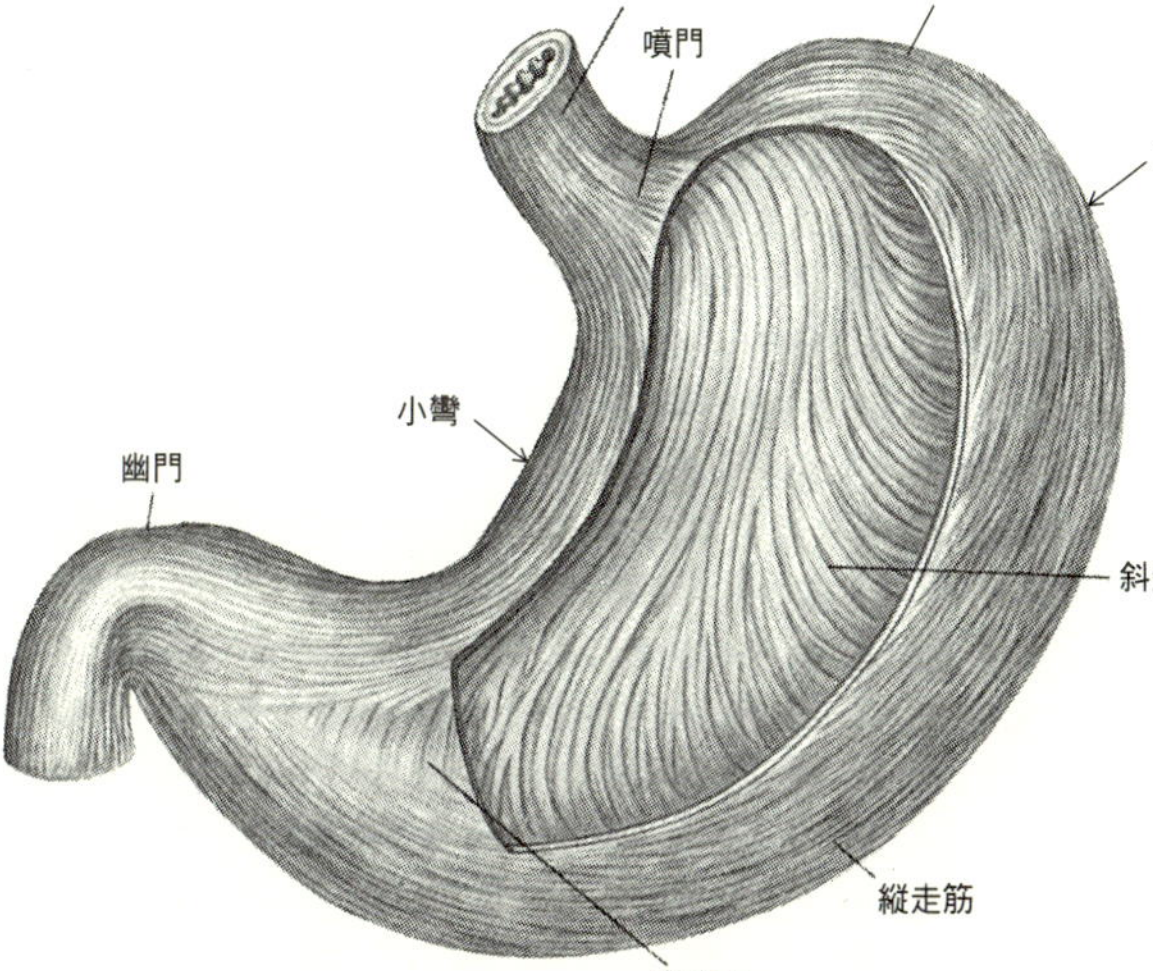

図21　胃各部の名称と胃壁の筋肉を示す．胃壁は横紋筋ではなく３層の平滑筋から成る．

でいる部分を胃底《いてい》という。

胃でいちばん高い位置にあるのに、胃底という名がついている。そう抗議する人も、ときどきある。この部分は、レントゲンで見ると、たいていガスが溜っている。

小彎側を通路にして、ものが流れる。それを発見したのは、一九世紀のドイツの医師である。かれはイヌに、腹いっぱい、餌を食べさせた。ただし、このイヌは、パブロフの犬とおなじように、十二指腸に挿入した管を、お腹の外に出してあった。どうしてそういう可哀想なことをするかというと、十二指腸に出てくるものを、採取するためである。

さてこの医師は、このイヌに、さらに水を飲ませた。そうしたら、その水がただちに十二指腸に出てきたのである。かれはこれで仰天した。なぜなら、水は当然、胃に溜って出てこないと信じていたからである。しかし、実際には、餌でいっぱいのはずの胃を「抜けて」、水がいきなり十二指腸に出てきたのである。

この場合、たとえ胃がいっぱいであっても、食道から十二指腸に抜ける胃内の通路は、確保されていると思われる。その通路は、小彎側にある。なぜなら、小彎のところで、前後の胃壁がうまくくっついていてくれれば、そしてその接着部の上に内腔《ないくう》があれば、その内腔は、食道と十二指腸をつなぐ、経路となるはずだからである。そのときの胃の断面は、上の○《マル》が小さい、数字の8の字の形になるわけである。下の大きい○には、食物がつまっていることになる。

†幽門部

幽門部というのは、胃の出口に近いほうの三分の一である。ここは胃としては細くなって、いわば管状に近くなっている。ここが、すでに述べたように、十二指腸に食物を送り出す部分である。だからここを、胃の運動性の部分という人もある。この部分の動きで、一塊ずつの、胃であるていど消化された食物塊が、順次、十二指腸に送られるからである。この一塊を、食塊と呼んでいる。

こうした動きに、ホルモンと神経が欠かせない。胃のこの部分の上皮には、多くの内分《ないぶん》泌《ぴつ》細胞がある。ホルモンを分泌する細胞が、胃の上皮に多く存在することなど、二〇年前までは、あまり知られていなかった。消化管は十指にあまるホルモンを分泌し、それをさまざまな細胞が、それぞれ分担して分泌している。そのそれぞれが、ていねいに見れば、また細胞の形が違う。じつに面白いものなのである。

幽門部から、十二指腸につながる。胃と十二指腸は、幽門で境されていることになる。ただし機能的には、幽門という点あるいは平面ではなく、幽門部全体によって、境されているのである。幽門部の存在によって、胃の内腔と、十二指腸の内腔とは、まったく遮断されているからである。幽門部という「管」を食塊が通るとき、食塊の後方は腔が閉じ、前方は開くという形で、食塊が運搬されるからである。

もっとも、構造的にも、胃の壁の筋肉と、十二指腸の壁の筋肉は、ほとんどつながっていないことがわかっている。幽門では、胃の壁の筋肉が肥厚《ひこう》して、幽門括約筋《かつやくきん》と呼ばれる状態を作っている。この筋肉は、十二指腸にほとんど連結していかないのである。よく乳児で、ミルクをピュッと吐く癖のある子どもがいる。これを、この筋の収縮が強いからだとして、幽門痙攣などと呼んでいた。

†食物の動き

口から食道へ食物が入っていくのは、意志による。呑み込もうとして、呑み込むからである。いったん食道に入ってしまうと、勝手に進んでいくが、事情によっては、勝手に逆戻りしたりする。胃から十二指腸の内容くらいまでは、逆流しうることが、経験的にわかる。ひどい嘔吐では、胆汁《たんじゅう》を吐くからである。胆汁は黄色く、かなり強烈な味がする。胆汁はもちろん、十二指腸に分泌される。

噴門の直前では、食道の内腔は閉じている。ここが閉じていないと、胃の内容が食道へ容易に逆流する。それが起こると、胸ヤケが起こる。胃の内容は強い酸性なので、食道の上皮には、影響が強すぎる。それもあって、食道下端は、食物が通るとき以外は内腔が閉じている。

すでに述べたように、胃と十二指腸も内腔は構造的には連続しているが、機能的には切れている。幽門部も、食道下端と同じように、食塊が通るときしか、内腔が開かないからである。噴門、幽門といった、古くから知られた「関門」は、そうした機能的な切断を象徴していると見てもいい。関門をつぎつぎに通って行くことで、食物は外部の存在から、からだの内部へと、しだいに移行していく。しかしそれでも、消化管の内部は、厳密には外界である。だからそこは多数の微生物や、ときによってはかなり大きな寄生虫が棲息する環境となっている。消化管のなかは、その意味では、「汚い」のである。

外傷あるいは虫垂の炎症が破れることによって、腸の内腔と、腸を入れる腹腔《ふくくう》とがつながると、腹膜炎を起こす。腹膜腔は、完全に体内だからである。消化管の壁は、皮膚と同じように、からだの内部と外部を仕切っている。したがってそこには、多くの免疫系の細胞もまた、集合している。その事実は古くから知られていたが、そうした免疫系の細胞がいったいなにをしているのか、それがわかってきたのは、ずいぶん近年の話である。免疫学がずいぶん進歩したからである。

小腸 *small intestine*

†胃と腸と

胃を過ぎると、食物は腸に入る。それはたいていの人が知っている。腸は食べたものの消化と吸収をするわけだが、それなら胃はなにをするのか。

消化管を勉強しはじめて、しばらくしてから、この疑問に取りつかれた。はじめから腸では、なぜいけないのか。別にいけなくないということは、手術で胃を切り取ることができるから、わかる。胃を切り取ったからといって、ものが食べられないわけではない。死んでしまうわけでもない。もっといえば、口の次が腸では、なぜだめか。食道がなぜ必要か、これもよくわからない。

文明社会で、日に三度きちんと食事をしていると、胃のありがたみがわからなくなるらしい。野生の動物は、いつ餌にありつけるか、それが不明なのである。それなら、餌があるときに、ともかくできるだけ食べておく必要がある。もちろんそれは、食事が一生に一度しかないというほど、少ない機会ではない。しかし胃が不要だというほど、いつでも餌があるわけではない。そういう状況が、前提なのであろう。だから、胃が存在するらしい。

胃の存在は、動物のなかでは、かなり普遍的である。消化吸収の器官としての腸は、もちろんなくては困る。しかし、腸に比較すれば、胃の必然性は弱い。私はそんな気がしていた。しかし、きわめて多くの動物で、胃が存在することを知って、脊椎動物では、どうも基本的設計に胃を含んでいるらしいと、考えざるをえなくなった。しかも、ウシの胃のように、変なのもあるが、多くはヒトの胃によく似た形をしている。ネズミの胃だって、われわれの胃と、形はさして変わらない。小さいくせに同じような形をしていて、なんだかユーモラスである。動物にはずいぶん種類があるのだから、もっと独創的な形の胃があってもよさそうなものだが、そうではない。胃はやっぱり胃の形をしている。そうなると、これはどうも、動物の基本設計に含まれているというしかないのである。

それに比較したら、腸は存在を主張する権利がある。腸がないと、食事をする意味がない。産卵のために川に上ってくるヤツメウナギでは、消化管は退化している。もはや餌はとらないと決意して、あとは生殖のためだけに、生きているのである。

いまでは医学が進んで、口から栄養物をとらなくても、かなりの期間にわたって、生命を維持できる。栄養を血管へ直接注入するのである。ただし、この方法は、あまり長期間になると、感染を起こして、最終的にはダメになる。そう思えば、いまだに腸は、生きていくには不可欠なのである。

†小腸

十二指腸、空腸《くうちょう》、回腸《かいちょう》を合わせて、小腸という。この区分は、他の部分の解剖学でもしばしば生じるように、あまり明瞭なものではない。言ってみれば、かなり便宜的なのである。しかしともかく、小腸は六ないし七メートルもあるので、これを一本とするほかに、下位の区分をもうけたのは、実用的にはむしろ当然であろう。

小腸のはじまりは、もちろん十二指腸で、胃の幽門に引き続く。小腸の終りは大腸との連結部でここを回盲部《かいもうぶ》という。回腸と盲腸の合流点だから、回盲部というのである。念のためだが、盲腸は大腸のはじまりの部分である。

十二指腸は、小腸のなかでは、たいへん短い。右横に寝たU字形をしており、U字のなかには、膵臓がはいっている。別ないい方をすれば、膵臓の頭部を取り巻くように、十二指腸が走る。膵臓からの分泌物を運ぶ管、すなわち膵管は、肝臓からの胆管とふつうは合流して総胆管となり、U字の下の部分、つまり十二指腸の曲がりの部分に開く。この開口部は十二指腸の壁に小さく突き出しており、これを十二指腸乳頭、別名ファーターないしファーテル乳頭と呼ぶ（図32）。ファーターは人名で、英語読みか、ドイツ語読みかで、違ってしまうのである。いまでは内視鏡がごく普通に使われるので、十二指腸乳頭などは、生体で直接に見ることができる。自分の十二指腸乳頭だって、見ようと思えば、簡単に見える。だから、私が学生のときに解剖で習ったころよりも、こういう構造ははるかに一般的なものとなった。やっぱり直接に見えるか見えないかで、親しみが違うのである。

十二指腸乳頭に、胆管と膵管が開くということは、発生的には重要な意味がある。胆管というのは、肝臓という分泌腺の導管で、ということは、肝臓と膵臓という二つの重要な消化器系の腺が、十二指腸から発生することを、この開口が意味するからである。十二指腸が長い小腸のなかではごく短いくせに、独立の部分として威張っているのは、このこととも関係が深い。つまり、肝臓と膵臓は、十二指腸の付属腺だと見ることができるからである。この二つの腺を、十二指腸に含めて考えれば、十二指腸というのは、巨大な腸を形成しているのである。

空腸と回腸には、こんな立派な腺は付属していない。空腸という名は、解剖してみると、中が空であることが多いから付けられた名だといわれ、回腸はもちろん、長くてぐるぐる回っているからである。小腸のこの二つの部分は、たがいにはっきりした違いはない。血管の密度やその他の細かい性質が、少しずつ違っているが、それは十二指腸から大腸にいたる過程で、小腸の性質が漸次変化するのを、表わしているだけである。

十二指腸と、空・回腸とは、ただしもう一つ、重要な点が異なっている。それは、十二指腸が腹膜《ふくまく》に前面から覆われ、腹腔の後壁に固定されるのに対し、空腸と回腸は、腸間膜《ちようかんまく》をもって、比較的自由に動くことである。

この違いは、ふつうの人には、ほとんど意味を持たないように感じられるであろう。しかし手術や解剖をしてみれば、この違いが重要だということが、すぐにわかる。おなかを切ったら、腸が出てくる。この出てくる腸とは、腸間膜を持った腸で、つまり位置が可動だから、出てくるのである。十二指腸が出てくることはない。このように、空腸と回腸は腸間膜を持つので、合わせて腸間膜小腸と呼ばれることもある。

†腸間膜

腸間膜というのは、あんがいわかりにくい構造である。それを字で説明するのは、もっとも下手なやり方で、図は次善の策、実物を見れば、すぐにわかる。実物を見れば、すぐにわかるものを、なぜ文字で説明するのか。それも実物を見ればわかる。

じつは見たものがどうなっているか、それを言語化するのは、むずかしいのである。実物を見て、それを言語化する。解剖学は、すでに述べたように、その作業を長く続けてき

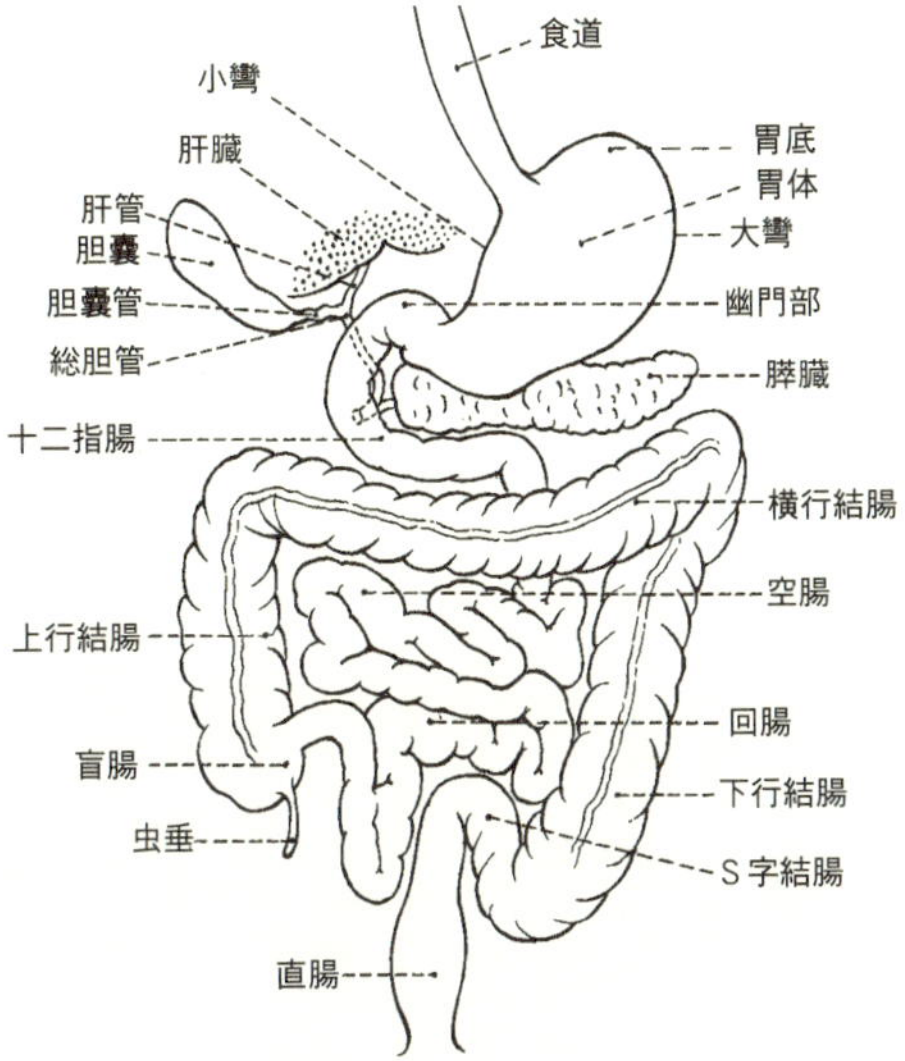

図22　消化器模型図.

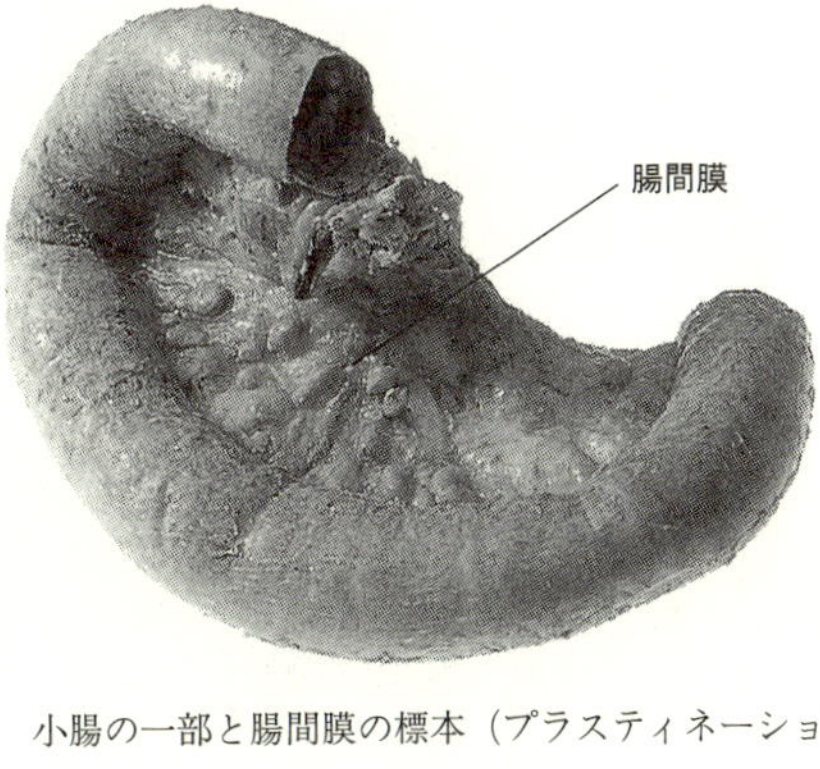

図23　小腸の一部と腸間膜の標本（プラスティネーション）.

た。だから、ことばで腸を説明できる。しかしその説明には、実物という背景がある。ことばと実物、その二つがそろって、解剖学になるのであって、どちらか一方で成り立つわけではない。現実を見ないで、ことばだけで済むほど、世の中はあまくない。それなら、だれでも知っているはずである。解剖学でも、それは同じである。

だから私は、インフォームド・コンセントなど、本音では信用しない。インフォームするのは、ことばだが、手術が必要なのは、たとえばおなか、つまり実物である。いくら医者に不信を抱いたところで、やっぱり手術を自分でするわけにはいかない。任せるほかはないのである。それなら、どこかで信用するしかない。

消化管は、何度もいうように、もとは一本の管である。これが、横隔膜を通って、腹腔に入る。そこが胃である。腹腔とは、からだの中にある腔所である。そこを消化管が通り抜ける。この腔所の壁は、腹膜で覆われている。腹腔を部屋と考え、この部屋は、天井から壁、床まですべて、腹膜という壁紙が張ってあると思って欲しい。この壁紙は、ある部分でヒダを作る。大きなシワが寄ったと思えばいい。そのシワの頂点、壁紙の折り返し点に、小腸が入っているのである。折り返すまでのあいだは、壁紙は二枚がくっついている。これが腸間膜である。つまり腸間膜とは、二枚の腹膜が合わさったものなのである。小腸を中心に考えれば、小腸はその一方の側を、腸間膜によって、腹腔の後壁に固定されていることになる。

ただし、この二枚合わさった壁紙、つまり腸間膜は、床に接する部分、すなわちその付け根が、十数センチしかない。だからその形は、いわば極端な扇のようになっている。扇の要が、腸間膜の付着部で、広がった扇の上縁を、小腸が走っているのである。

十二指腸が腸間膜を持たないということは、壁紙のシワがほとんどなく、床の上に十二指腸があって、その上にただ壁紙がかぶさっている、という状態なのである。だから、十二指腸は壁紙に押さえられて、移動ができない。

腸にいたる血管や神経、リンパ管は、すべてこの腸間膜を通って、腸にやって来る。ヒトやイヌの膵臓は、大きなかたまりをなしているが、ネズミやイルカのような動物では、膵臓は平たく、バラバラに広がっており、腸間膜のなかに点在している。

†腸の壁

消化管の壁は、全体として、同じ基本構造を持っている（図24）。いちばん内側を覆うのが粘膜で、その外側を輪筋層《りんきんそう》、そのさらに外側を縦筋層《じゅうきんそう》が走っている。二つの平滑筋層のあいだには、アウエルバッハの神経叢と呼ばれる、神経組織に富む層が挟まれている。

縦筋層は、小腸では、腸の全体を取り巻いているが、大腸では、三本のヒモ状になって

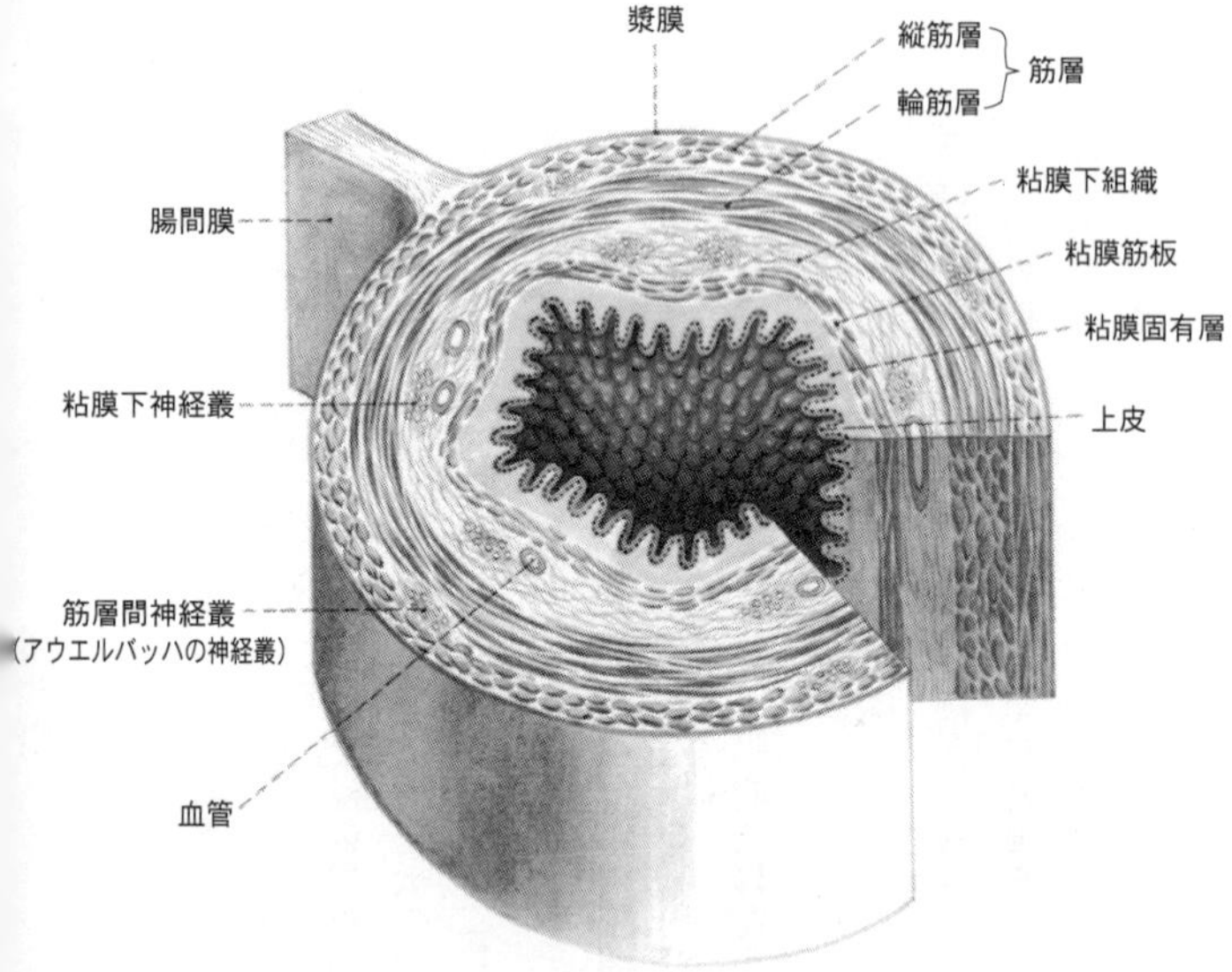

図24　一般的な消化管内部構造を示す模式図．消化管はほぼすべて，内側から粘膜－筋層－外膜の３層構造を成す．

しまう。これを結腸ヒモといって、大腸の大きな特徴となる。おなかの壁を開いて、腸が見えてきたときに、結腸ヒモがあれば大腸で、それが見当たらなければ、小腸なのである。

二つの筋層に挟まれた神経叢《しんけいそう》には、ずいぶん密に神経細胞と神経線維《しんけいせんい》が分布している。その様相は、ほとんど文字どおり網の目状で、網の目の結節点に神経細胞のかたまりを含んだ、神経節がある。

神経細胞は脳にかたまっているが、例外は腸で、ここにはずいぶん多くの神経細胞がある。こうした細胞は、もちろん主に腸管の運動に関わっている。われわれがなにも考えなくとも、腸はその内容物をどんどん送り、最後には不要なものを、排泄物として外に出す。こうした腸の運動は、腸の神経細胞群が統御していることになる。

この統御がたいへん融通のきくものであることは、手術的に腸をつなぐ例を考えるとわかる。腸はかならずしも端と端をつなぐとはかぎらない。横でつないでも、さしつかえない。そういう不自然なつなぎ方をしても、腸はなんとかしてくれるのである。それは、腸の動きを、神経細胞がうまく統御するからであろう。網の目のような腸の神経組織を見ていると、なるほどこれなら、腸の動きは安心して任せられそうだ、という気がする。網の目自体が、腸の動きを感知するセンサーではないか。網の目の構造から、明らかにそういう感じがするのである。

小腸から大腸へ *from small intestine to large intestine*

†消化と吸収

小腸は食物を消化し、吸収する。消化というのは、吸収するために、食物を小さな分子にまで、分解することである。

われわれの食物の成分には、水や無機塩類、ビタミンのように、そのまま吸収される低分子のものと、炭水化物、タンパク質、脂肪のような、わりあい高分子のものとがある。これらの高分子は、吸収できる大きさの、小さな分子にまで分解されなくてはならない。その過程が消化である。

吸収する主体は、小腸の上皮細胞《じょうひさいぼう》である。栄養分は、真の体内に入るために、小腸の内腔の表面を覆っている上皮細胞を通過しなければならない。なにはともあれ、そこを通過することが、吸収の第一歩なのである。

細胞というのは、かならず膜にかこまれている。これを細胞膜という。栄養分が消化されて、小さな分子に変えられるのは、この細胞膜を通過する必要があるからである。細胞膜は、選択的な透過性があって、ほとんどの分子を簡単には通さない。しかも膜を通過するものは、ふつうは小さな分子である。

炭水化物は糖がいくつもつながった高分子である。基本的な分子構造を持つ糖の単位を、単糖という。つまり、もっとも低分子の糖である。単糖には、ブドウ糖、果糖、ガラクトースなどがある。砂糖は単糖ではなく、単糖が二つついたもの、すなわち二糖で、ブドウ糖と果糖が結合したものである。

炭水化物が吸収されるためには、単糖にまで、分解される必要がある。炭水化物は糖の分子がいくつもつながったものだから、腸内の消化酵素のはたらきで、しだいに小さな分子に切られ、最終的には、小腸の上皮細胞の膜で、二糖が単糖にまで分解されて、同時に吸収されるらしい。

タンパク質は、アミノ酸がつながったものである。しばしば数百のアミノ酸分子が結合して、一個のタンパク分子を作る。もちろん腸内では、これが最終的には個々のアミノ酸にまで分解され、やっと吸収される。この場合にも、大きな分子はしだいに小さく切られ、アミノ酸二つが結合した分子は、上皮細胞の表面でアミノ酸一個にまで分解されて、同時に吸収される。

中性脂肪は、脂肪酸とグリセリンのエステルであるが、これは脂肪酸とグリセリンに分解されて、それが腸の上皮細胞に吸収される。脂肪の場合、炭水化物やタンパク質とは違って、脂肪酸とグリセリンとして吸収されると、腸上皮細胞のなかでふたたび脂肪に合成され、細胞から体内側に放出される。

脂肪が腸から吸収されて、送られていくさまは、腸間膜のリンパ管に明瞭に表われる。いささか気の毒だが、餌を食べさせたマウスを開腹すると、腸間膜に多数の白い細管が走っているのを認める。牛乳色をしている細い管である。これは乳糜《にゅうび》を含んだリンパ管である。乳糜は小さな脂肪滴を多数含んだ、リンパ液である。脂肪滴を含むために牛乳色になる。よく知られているように、脂肪は水に溶けない。しかし、体のなかを流れる血液も、リンパ液も、基本的には水である。だから、脂肪を運ぶには、できるだけ小さな脂肪滴にして、水のなかに散らばらせた形にするのである。

腸間膜のリンパ管はしだいに合流し、リンパ本幹となり、最後には鎖骨下静脈に合流する。どうせ静脈に流入するものを、なぜリンパ管を通して、脂肪を送らなければならないのか、じつは私はよく知らない。いろいろ思うところはあるが調べる時間がない。

高分子は低分子に分解され、吸収されるといったが、ものごとにはしばしば例外がある。たとえば、乳児が母乳を飲むと、健康にいいという話を聞いたことがあるかもしれない。

細菌やウィルスに対する抗体が、母乳を介して、子どもに伝わるのである。

抗体はグロブリンというタンパク質である。それなら、腸で吸収されるためには、アミノ酸まで分解されなくてはならない。分解されたら、抗体ではなくなってしまうではないか。

乳児の腸は、上皮細胞がものを「まとめて食う」性質を持っているのである。どういうことかというと、ふつうなら、もちろん細胞膜を通して、ものが吸収される。しかし、特殊な場合には、細胞膜が落ちこんで袋をつくり、その袋が、そのまま細胞のなかに取りこまれてしまうのである。袋の中身には、外部がそのまま入っていることになる。この袋を、細胞のお尻まで運んで、また同じように中身を細胞の外にぶちまければ、袋の中身は、そのままで細胞を通過したことになる。もちろん、この袋のなかで、ふつうは消化が起こるのである。

こういうはたらきは、多くの細胞が持っている。これを食作用という。腸の上皮細胞は、もともとこの食作用を利用して、ものを食べていたらしい。魚のような動物では、腸上皮細胞の食作用は、成体でもふつうに観察される。つまり高分子を分解して吸収するというやり方は、仕入れにたとえていえば、スーパーみたいなやり方なのであって、食作用のほうは小売り店に近いのである。

高分子がいきなり吸収される可能性はいつでもある。そもそも食べたものでアレルギーを起こすには、抗原が吸収されなくてはならないはずで、それなら高分子が吸収されているはずなのである。そういう具体的なことを考え出すと、教科書的な説明というのは、たいていはごく不十分だとわかる。

勉強するほうは、一つのことを理解し覚えこむので精一杯だから、説明が単一であることを望み、あるいは一つの説明を知ると、万事をそれで説明しようとする。それを昔から、馬鹿の一つ覚え、という。自然の現象は、馬鹿の一つ覚えで済むほど、単純ではない。自然科学がしばしば単純な原理を押し通すのは、単純な部分しか見ないからである。複雑な部分については、それは自然科学の対象ではない、などという。単純な原理だけで生きて動いているなら、人間の理解などまったく苦労はないはずであろう。

†小腸の構成単位

小腸を開いて、内面を見てみると、表面がビロード状であることがわかる。これは多数の絨毛《じゅうもう》が、小腸の内面に敷きつめられているからである。一本の絨毛は、指のような形をしており、肉眼でなんとか見えるていどの大きさである（図25）。

他方、この指状の突起の生えている地面には、同じスケールの井戸が存在している。これは腸陰窩《ちょういんか》と呼ばれる穴で、絨毛の高さよりも、いくらか浅い。つまり、小腸の内面は、絨毛と腸陰窩という凹凸で、ほぼ完全に覆われているのである。

この腸陰窩は、絨毛の維持に対して、決定的な役割を担っている。絨毛の表面を覆っているのは、もちろん腸の上皮細胞だが、この細胞は、絨毛の表面を滑って移動しており、通常二、三日で、絨毛の頂点から剝れて、腸の内腔に落ちていってしまう。腸陰窩では、それを補給する細胞が、絶えず分裂によって、作られているのである。腸陰窩という井戸の壁で、絶えず上皮細胞が殖え、それが絨毛の上皮細胞を押し出すという形で、いわば上皮のエスカレーター運動が起こっており、そのために腸の上皮はたえず入れ替わっている。

しかも、一つの腸陰窩の壁を覆っている細胞は、クローンであることが知られている。クローンだというのは、特定の一個の細胞の子孫だということである。腸陰窩の細胞は、たえず押し出されて上に上がっていくが、腸陰窩の周囲には、いくつかの絨毛がそびえ立っている。腸陰窩で増殖した細胞が、どの絨毛に上がっていくかは、細胞の位置によって決まるらしい。それぞれの腸陰窩の細胞を、どの腸陰窩に属するかによって、色分けしたとすると、一つの腸陰窩はもちろん一色に塗られるが、絨毛の上皮は、いくつかの違った色に塗り分けられることになる。こうして、腸の「構造を形成する」基本単位をなしているのは、絨毛ではなくて、腸陰窩だということがわかる。

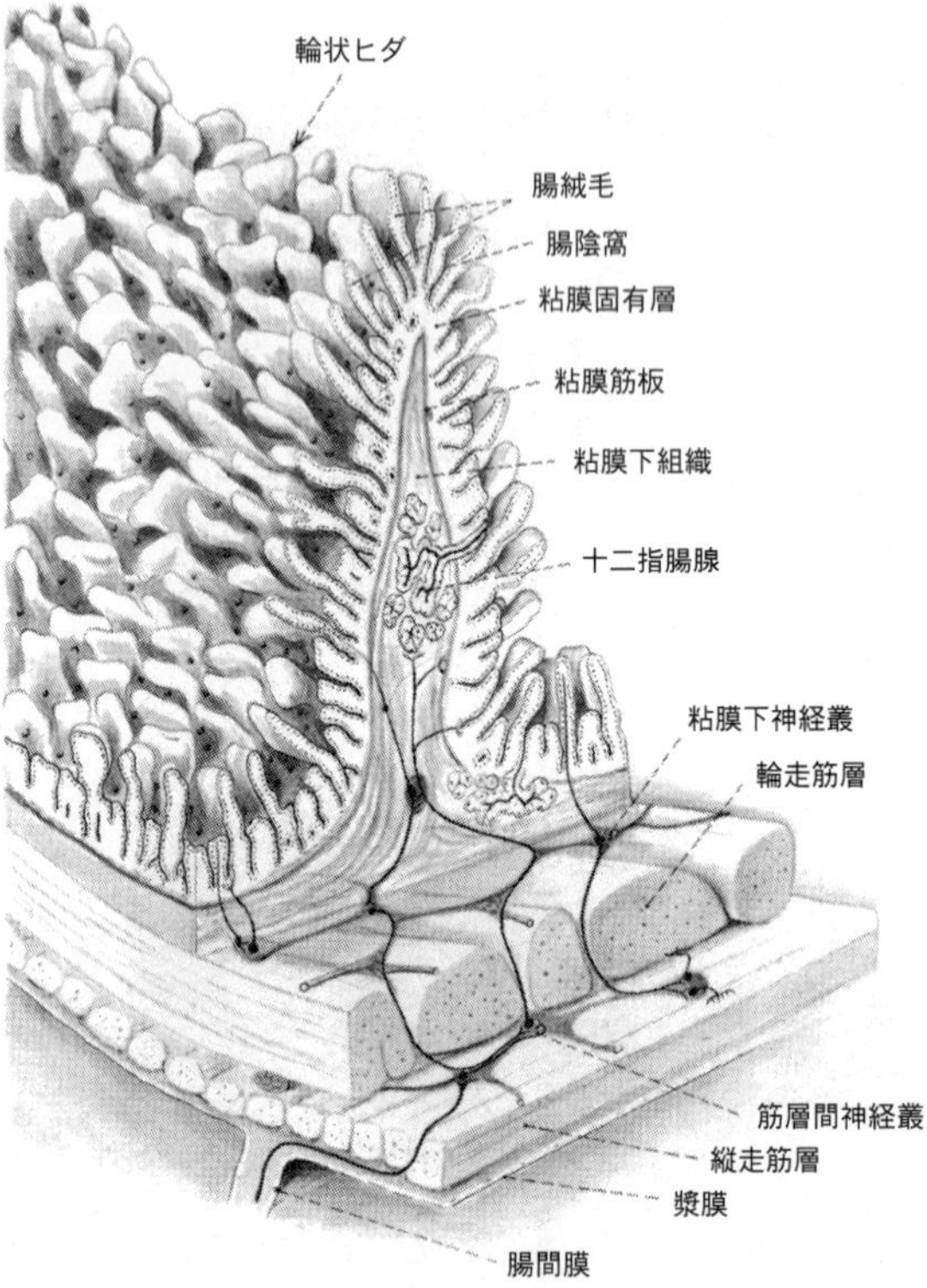

図25　小腸壁の構造を示す模式図.

他方、「構造の形成」のための単位ではなくて、消化や吸収という機能の単位は、もちろん絨毛である。こういう単位の分離あるいは複合は、人間の作る機械の場合にも、当然存在しているはずである。小腸の内面に、絨毛と腸陰窩という二つの単位が存在するのは、それぞれが腸上皮の機能と構造を表現する、典型的な単位なのである。

†機能単位である絨毛

生物の体を構成する単位が、基本的には細胞であることに、異論を唱える人はないであろう。単位というのは、それが繰り返すことによって、より大きな構造を作るものである。そうした繰り返し単位という意味でいえば、生体には、まだ多数のさまざまな単位が認められる。

とくに内臓には、その器官特有の単位がふつう存在する。肝臓であれば、それは肝小葉と呼ばれ、腎臓であれば、腎単位あるいはネフロンと呼ばれる。これらは機能単位であるが、同時に構造単位の一面を隠し持っており、両者の区別は、こうした専門的によく知られた構造についても、まだきわめて不十分にしか解析されていない。なぜなら、この場合にも多くの人は、どちらか一方の見方しか、採用しようとしないことが多いからである。

機能単位である絨毛は、表面の上皮細胞層の下に、星状をした特殊な細胞の層をまず持っている。上皮細胞を剝いでしまうと、この星状細胞によって、絨毛はいわばカゴ状に包まれていることがわかる。これがなにをする細胞であるのか、十分に知られているとはいえない。しかし、絨毛は機械的な力を受ける部分でもあるので、一種の運動系という見方もできるが、おそらくそれだけではないであろう。

さらにその下には毛細血管網がある。このなかに、吸収された栄養分が取りこまれることになる。指状の絨毛という突起の根本から、細い動脈が入ってきて、絨毛の表面近くで毛細血管網に分かれ、それらがふたたび合流して、静脈となって絨毛をふたたび出ていく。その具体的状況が、頭のなかで構成できるであろうか。

この動脈と静脈の間には、特殊な連結が存在するといわれる。これを動静脈吻合《ふんごう》という。この種の吻合はあちこちにあるが、腸では絨毛の根本に知られているのである。動脈と静脈をいきなりつなぐと、両者の間には相当な血圧差があるから、動脈側から静脈へ向かってどっと血液が流れ込む。だから、こういう吻合の部分は、内腔の径をたえずきちんと統制しておかなくてはならない。

なぜこういうものが、絨毛の血管に存在するのか。絨毛は吸収をしていないときは、ほとんど無用の長物である。それ自身が生きていけるだけの血液を受ければいい。それは大した量ではない。絨毛の毛細血管は、むしろ栄養物を吸収するのが、重要なはたらきなのである。それなら、腸の中が空のときに、絨毛に血液を流しておく必要はほとんどない。空腹時には、動静脈吻合を開いて、血液に絨毛の毛細血管網をバイパスさせてしまおう。それがこの動静脈吻合の存在理由らしいのである。

肝臓

liver

†肝臓が悪い

私が学生のころ、今の人から見ればつまり昔は、医者はあまり「肝臓が悪い」とは言わなかった。むしろフランスの医者は、なんでもすぐに「肝臓が悪い」と言う。よくそう教えられた。

いまでは日本が、そのフランスになった。多くの中年が肝機能検査で引っ掛かる。私自身もその例外ではない。先日エコーを撮ったら、脂肪肝だと言われた。もっとも、診察してくれた医者自身が、もっとひどい脂肪肝だったから、なにも気にする必要はない。要するに、食べ過ぎである。われわれの祖先は、まさかこれほど食物が豊かになるとは、まったく予想せずに暮してきたのである。おかげさまで、われわれの遺伝子は飢えには強いはずだが、飽食には弱い。

考えてみれば、この国がしばしば大飢饉に苦しんだのは、つい二〇〇年足らず前までである。冷夏の年ていどの凶作で、地方によっては、当然餓死者が出ていたに違いない。戦中、戦後の酷い状況は、それをいくらか思い出すようすがになったかもしれないが、戦場を除けば、それでも餓死自体は少なかったはずである。

私が習った栄養学では、「足りないのはなにか」がまだ問題だった。それがいまでは、「過剰なのはなにか」が問題なのである。吉村昭氏の『白い航跡』(講談社)は、海軍軍医総監で慈恵医科大学の設立者だった高木兼寛の事跡を描いた書物だが、その主題は脚気である。これはもちろんビタミンB_1の不足で生じる病だが、明治の軍はそれを知らず、脚気による犠牲者を数多く出した。これがまさしく、なにかが「足りない」時代の、典型的な物語である。いまでは、中性脂肪だ、コレステロールだ、それも善玉だ悪玉だ、あるいはGOTだ、GPTだという。いずれにせよ、こういうものが多くてはいけないらしいということは、たいていの人が知っている。要するに、いまはなんでも「多すぎる」のである。

肝臓が悪いと言われたが、どうすればいいか。よくそう訊かれることがある。こうした場合、医者が指示するのは、古典的には高タンパク食である。しかし、問題はもちろん、なぜ肝臓が「悪い」かである。大酒を飲んで肝臓が悪いのなら、打つ手は明白である。酒を止《や》める。

もちろんふつうは、酒を止めるわけはない。それなら、それまでどおりの生活を続けて、どこまで身体がもつか、お祈りでもするしかない。あるいは、酒を飲んで寿命が縮んでも、とくにさしつかえない生活をするか、酒を飲まないでも生きていけるように、別な生き甲斐のある生活をするか、であろう。どちらにしても、たいていはムリである。

禁酒にしても禁煙にしても、いとも簡単そうに、呑まない人は言うが、どちらも人生の一部であって、そう簡単に止められない。こうした嗜好品にはたしかに習慣性もあるが、ストレスを解消する役割もある。それがあるからいまの生活に耐えられる。そういう面をもっている。それを簡単に排除できると思うのは、単純思考である。排除しても、どこか別のところに、別な問題が出るであろう。

†肝臓の病気

ありがたいことに、肝臓の病は、急にどうこうということが少ない病である。急にどうこうということが起こるような状態なら、その人は、とうの昔に肝臓が悪いと宣告されていたはずである。それなら、「急にどうこう」という事態は、それまでの病の帰結であって、じつはいまさらどうしようもない。肝臓が悪いことがわかっていながら、そこまで生き延びられたことを、むしろ感謝すべきかもしれないのである。

肝臓は、ある意味では、きわめて原始的な臓器である。その再生力は驚くほど強い。ネズミでは、肝臓がいくつかの分離した肝葉に分かれているので、肝臓の一部を容易に切除することができる。一説には、一二分の一一まで、肝臓を取り除いても、なんら明瞭な機能障害が認められなかったという。さらに、しばらくすると、こうした肝臓は、もとの大きさまで戻る。

これでわかることが二つある。一つはもちろん、肝臓の再生力が強いことである。もう一つは、肝臓は全部が全部、まじめに働いているわけではなさそうだ、ということである。なにしろ九割以上取り除いても、当面困らないらしいからである。

こういう極端なことができるから、肝臓は原始的な臓器だと述べたのである。たとえば脳を一〇分の九、取り除いたとしたら、えらいことになってしまう。そういう臓器と比較すれば、肝臓にはずいぶん余裕があることになる。それにはしかし、それなりの理由があるに違いない。たとえば肝臓は、食物中の毒物を解毒する作用を持っている。そういう不祥事はいつ、いかなる規模で生じるか、あらかじめはわからない。そういうときに、かなりの細胞が死んでも困らないよう、あるていど十分な余裕が肝臓にはとってある。そうとも考えられるのである。

肝臓が悪いということがわかってはいるが、手の打ちようがむずかしいのは、よく知られた慢性肝炎である。これは多くはウィルスによる。A型肝炎は一過性のもので、いった

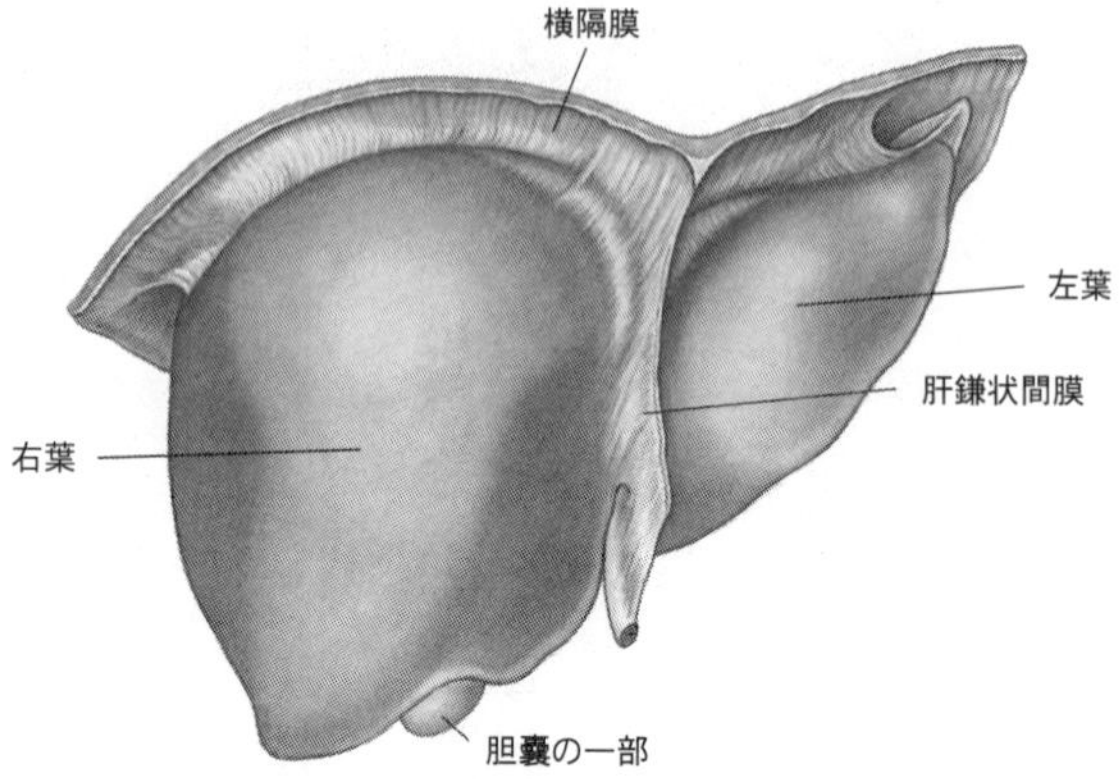

図26　肝臓を上方から見る.

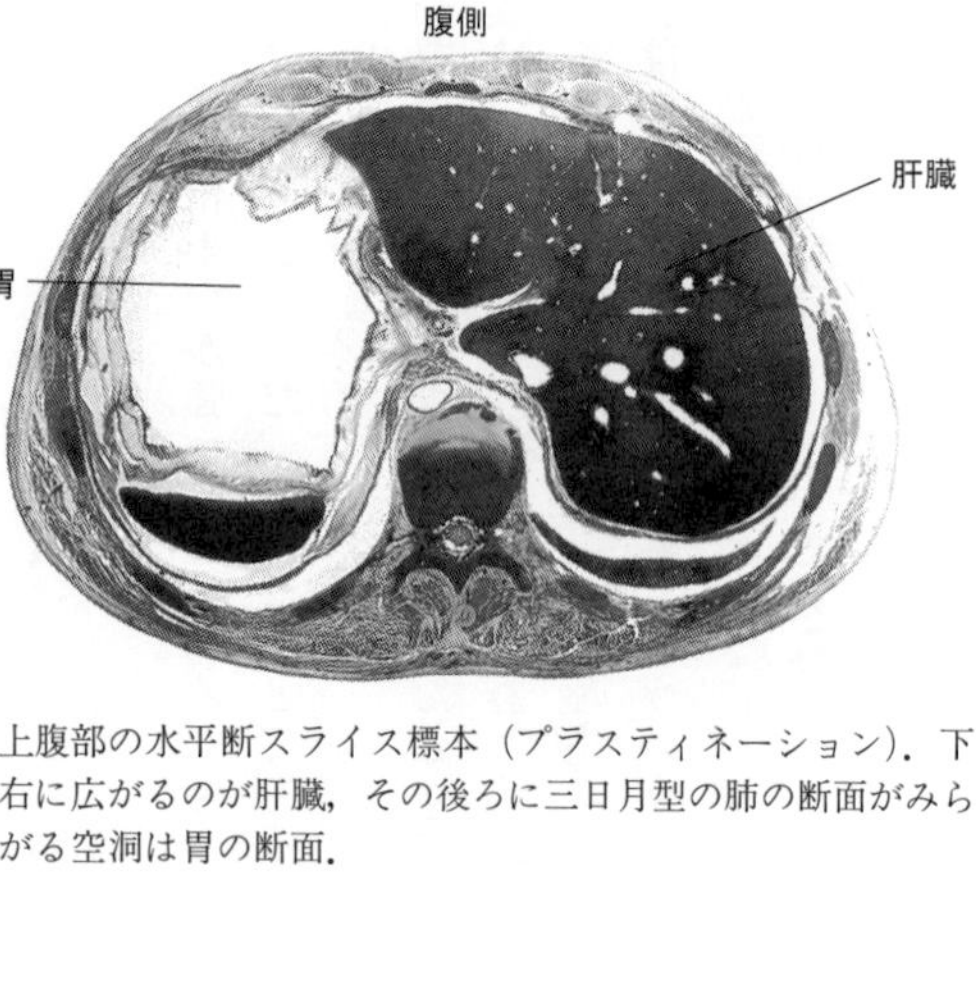

図27　上腹部の水平断スライス標本（プラスティネーション）. 下方が背側. 右に広がるのが肝臓, その後ろに三日月型の肺の断面がみられる. 左に広がる空洞は胃の断面.

ん黄疸《おうだん》が出るが、ふつうはあともなく治癒する。問題はBおよびC型肝炎である。これはダラダラと肝炎が続き、その間それなりに働けるが、しばしば数十年の経過で肝硬変に至る。そこまでいけば、いつ肝臓ガンが発生してもおかしくない状態なのである。

慢性肝炎では、たえず肝臓の組織が壊れるが、それでも絶えず再生する。そのイタチごっこが何年も続くわけである。その結果、肝硬変という状態になっていく。これは肝臓の主体を占める肝実質細胞がなくなって、それがあるはずの部分に、線維性の構造ができてしまうのである。だから、肝臓は萎縮し、硬くなる。細胞がたえず壊れ、再生するという状況を続けると、身体のどこであれ、ガンはできやすくなる。事実、肝硬変では、末期に肝臓ガンを生じることが多い。

最近では、肝臓にできたガンを、一つずつ潰すという方法がある。血管に薬剤を注入して、周囲の正常な組織をあるていど含めて、ガンを殺してしまう。ただし意地悪を言うなら、これをやっても、次のガンがどんどんできてくるという状態になってしまうことも多い。

多くの中年が、肝機能検査でGOTやGPTが高いと言われたはずである。これらは酵素の名前である。こうした検査は、血液中の酵素量を測っている。この種の酵素は、肝臓の細胞が破壊されると血液中に出る。したがって、肝細胞の大量破壊があると、検査値がきわめて高くなる。急性肝炎などでは、正常値より二桁くらい、高くなることすらある。

肝臓は胆汁《たんじゅう》を分泌する腺でもある。胆汁は肝実質細胞から分泌される。胆汁には、赤血球中の赤い色素である血色素の分解産物である、胆汁色素が含まれている。肝臓が破壊されると、これが血液中に逆流する。それが皮膚にたまって起こるのが、いわゆる黄疸である。皮膚に色がまだ出なくても、血液中の胆汁色素の量を測って、軽い黄疸を見つけることができる。

黄疸は、血液のなかに、あるていど以上の胆汁色素が出る結果として生じる。だから黄疸には、色素ができすぎる、肝臓が障害される、胆汁の通路がふさがるなどの、異なった原因がありうる。右に述べたように、胆汁色素はもとをただせば、赤血球のもっている血色素である。したがって、まず第一に、赤血球がひどく壊れると、血色素の処理が間に合わなくて、黄疸が生じる。これを溶血性黄疸という。これは血球が壊れるのだから、肝臓ではなくて、むしろ血液の病気である。

肝臓自体がやられる場合には、もちろん黄疸が起こっていい。それがたとえば急性肝炎のときの黄疸である。

最後に、胆汁の通り道が詰まる場合、これは胆石のように、石が胆管に詰まる場合もあるし、胆汁の通り道にガンができている場合もある。こういうものを、閉塞性の黄疸という。

†門脈循環

肝臓は、もとをただせば、十二指腸の一部であることをすでに述べた。肝臓から胆汁を送る管、すなわち胆管は、だから十二指腸乳頭に開く。逆に、この部分から、発生的には、肝臓が生じたのである。

腸管から吸収された食物成分は、血液に溶けて血管に入り、まず肝臓に運ばれる。肝臓は、消化管からやってくる血液が集まる器官である。

肝臓の役目をよく示しているのは、肝臓の循環である。肝臓には、じつは、消化管からの血液がすべて集まる。一般には、これを知らない人が多い。消化管の血液を集めて、肝臓に流れ込む血管を門脈《もんみゃく》という。六メートル以上ある小腸からの血液も、胃や大腸、膵臓や脾《ひ》臓《ぞう》からの血液も、すべて門脈に流入する。だから門脈は、かなり太い血管である。

循環を考えてみよう。心臓から全身に送り出される血液は、動脈を通って、当然消化管にもやって来る。そこで毛細血管に分かれ、消化管を通ったあと、集まって静脈となる。ここまでは、身体のどこであれ、話は同じである。ただ、ここからが、消化管では話が違う。消化管からのすべての静脈は、集まって一本の太い門脈となり、肝臓に入るからである。ふつうの臓器では、そういうことにならない。各臓器の毛細血管を通って、静脈に集まった血液は、そのまま真直に心臓に帰る。

言い換えれば、消化管に分布した血液は、心臓に帰る前に、いったん肝臓に寄り道をする。門脈は肝臓に入ったあと次々に分岐して、肝臓のなかでふたたび毛細血管となる。ここが重要な点である。消化管からの血液は、門脈を通って肝臓に寄り道をするだけではない。肝臓でふたたび毛細血管網を作る（図28）。

つまり肝臓のなかは、門脈が分岐した毛細血管網で満たされている。この血管網のなかを、消化管からの血液が、どちらかと言えば、ゆっくりと流れる。毛細血管の壁を裏打ちしているのは、すでに名の出た肝実質細胞である。消化管からの血液は、肝実質細胞の並ぶあいだを流れていき、その間にさまざまな修飾を受けるわけである。

さらにこの毛細血管の管腔《かんくう》面には、貪食性の細胞が存在する。これをクッパーの星細胞という。クッパーはドイツの解剖学者の名である。この細胞が血液中の異物をよく取り込むことは、一九世紀以来、実験的に証明されてきた。たとえば血管内に墨汁を注射する。墨は細かい粒子だが、この墨の粒子は、肝臓の毛細血管の壁に存在するこの細胞に、食べられてしまう。この細胞は異物を認識し、それを食べる働きをもつわけである。

もちろん、墨の粒子が生理的に体内に入ることはまずない。しかし、細菌であるとか、

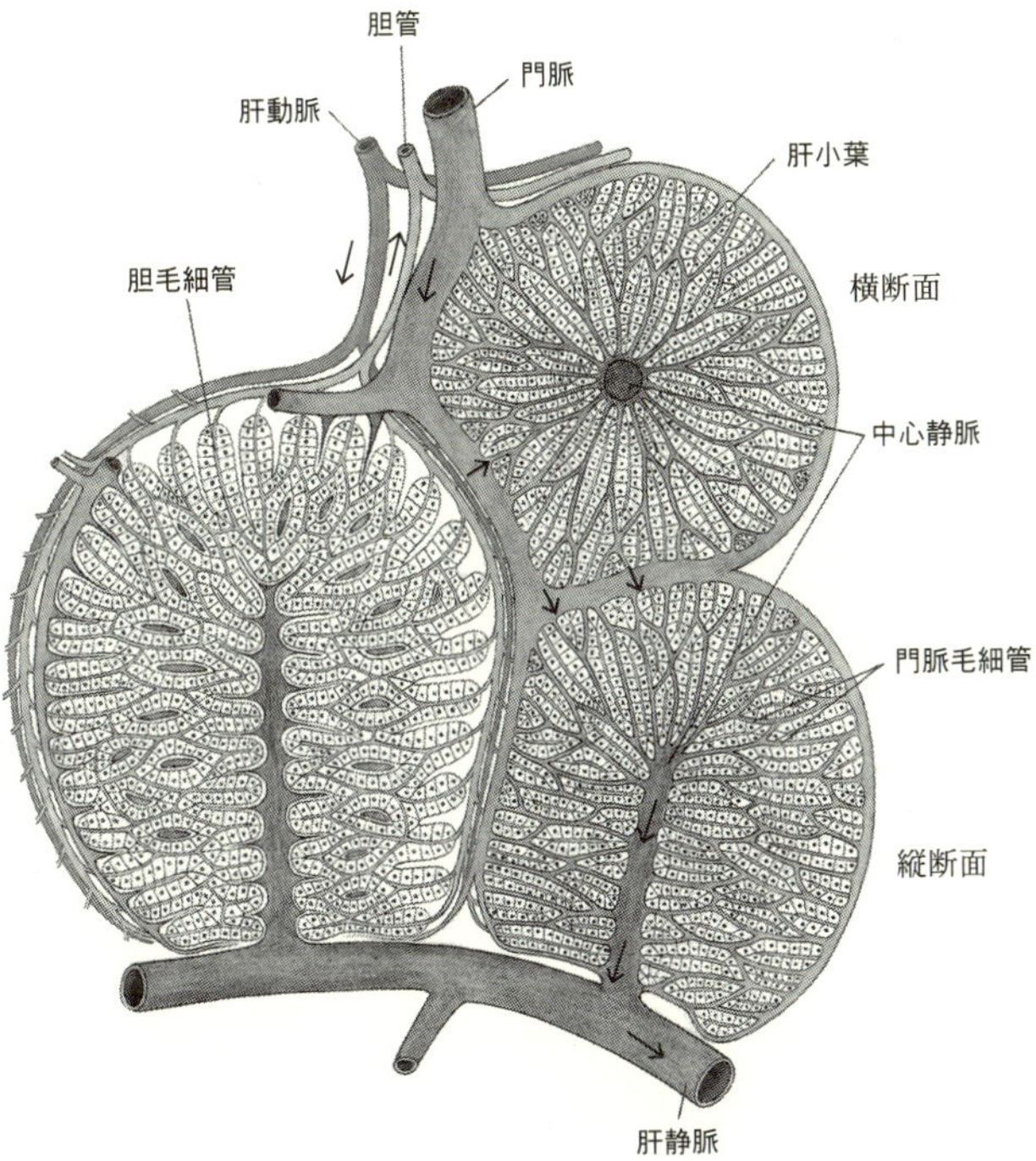

図28　肝小葉の構造と門脈循環を示す模式図．消化管からの血液はすべて門脈に流れ込む．門脈は肝臓内で分岐し毛細血管網を成す．その部分を肝小葉という．肝小葉からの血液は小葉内の中心静脈に流れ込む．複数の中心静脈が集まって肝静脈となり，最後に下大静脈に流入し，血液は心臓に帰る．

さまざまなまさしく異「分子」が、食物成分にまぎれて侵入してくることは、十分に考えられる。消化管は体内にあるにもかかわらず、外部との境界面でもある。その壁は皮膚よりはるかに薄く、異物の侵入の可能性は高い。腸管からのリンパ管も、かならず大きなリンパ節に流入するようになっている。こうしたリンパ節もまた、類似の役割を持つのであろう。

肝臓と胆嚢

liver and gall bladder

†肝臓の大まかな構造

肝臓のはたらきの根本は、もちろん門脈循環にある。その門脈は、すでに述べたように、消化管の血液をすべて集めて、肝臓に流入する。

ところで、門脈の定義は右に述べたとおりだが、これは正しくは「肝」門脈の定義なのである。門脈には、これ以外に、一般的な名詞としての意味がある。その場合には、ある毛細血管網と、別な毛細血管網との間にはさまれた血管を門脈という。肝門脈の場合には、消化管の毛細血管網と肝臓の毛細血管網の間にはさまっているから、この一般的な門脈の定義にもちろん合致する。

門脈が一般名だということは、じつはほかにも門脈があるということを意味している。そうした肝臓以外の門脈は、ふつうは門脈「系」と呼ばれている。動物でのその典型は、腎門脈系である。われわれの腎臓は門脈系ではない。しかし下等脊椎動物では、腎臓もまた門脈系なのである。さらに下垂体門脈系というのもあるし、膵臓には膵島《すいとう》門脈系もある。いずれもそれなりの理由があって、門脈系となっているのである。

門脈系は一般に毛細血管網からの血液を受けるために、当然ながら静脈に属することになる。毛細血管より先は、ともかく静脈ということになるからである。肝門脈を通る血液は、ゆえに静脈血である。血液中の酸素は、すでに通過してきた消化管でとられてしまっている。ということは、肝臓には門脈が流入すると同時に、動脈が入って来なくてはならないはずだということになる。事実そうなっている。肝臓に門脈とともに流入する動脈が肝動脈である（図28）。

門脈は肝臓に入るとつぎつぎに枝分かれする。それとともに肝動脈も分岐し、さらには胆管が同じように分岐する。胆管は肝臓からの分泌物である胆汁が通る管で、十二指腸に開く。だから、胆管のなかのものの流れは、肝臓から外へ向かうわけである。それなら、門脈や肝動脈の血液の流れとは逆方向になる。そうした管のなかの流れの方向とは無関係に、この三つの管は同時に分岐し、つねに相ともなって肝臓のなかを走る。こうした「配管」が、肝臓の基本的な構造をつくりあげているのである。

肝臓に入った門脈はどんどん枝分かれして、ついには毛細血管網となる。その部分は「肝小葉」と呼ばれ、肝臓の基本的な単位構造をなしている（図29）。肝小葉の毛細血管網

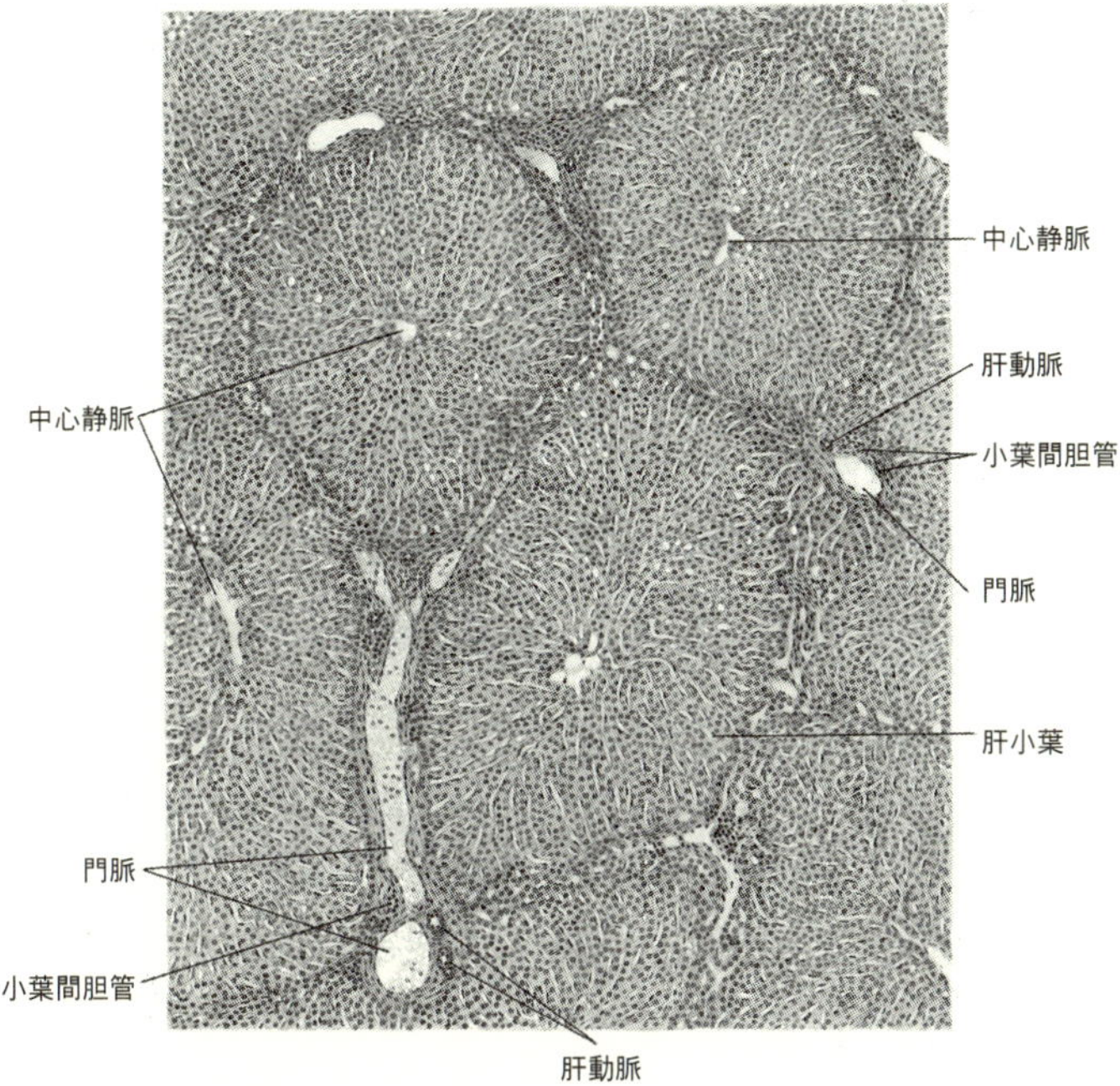

図29　肝小葉の切片．肝小葉は肝臓の基本的な単位構造で，直径 1 mm ほどの多角柱状を成す．

には、肝動脈の枝も流入してくる。肝小葉の毛細血管網は、肝実質細胞すなわち肝細胞の間を流れる形になっている。ここで肝細胞と血液の間に、もののやりとりが生じるわけである。

肝小葉からの血液は、つづいて肝静脈に流入するわけだが、小葉のなかでは、その肝静脈の始まりとなる細い静脈が中心に一本あって、これを中心静脈と呼んでいる。複数の中心静脈が集まって、しだいに太い静脈となり、最後に肝静脈となって下大静脈に流入し、血液はようやく心臓に帰る。中心静脈から肝静脈にいたる静脈系は、すでに述べた門脈、肝動脈、胆管の三つ組とは、肝臓内で違う経路を走る。これが肝静脈系の構造的な特徴となっている。

話はずいぶん面倒なようだが、これでもできるかぎり簡単に述べているのである。そんなことを知っていて、どうなる。どうなるもこうなるも、じつはあなたの身体のことなのである。右に述べた血管や胆管の走行は、じつは肺でも似たような規則で成立する。肺には門脈系はないが、肺動脈を門脈、肺静脈を肝静脈、気管支系を胆管系、気管支動脈を肝動脈と読み替えると、肝臓と肺とが類似の原則でできていることがわかる。そうした大づかみの理解は、あんがい知らない人が多いのである。それは、肝臓なら肝臓、肺なら肺の特殊性に、まず注目してしまうからである。その二つが構造上どう似ているか、そんな疑問はほとんどクイズとしか見なされない。なぜなら、現代は専門家の時代であり、肝臓の専門家と肺の専門家はまず重ならないからである。それなら、両者の類似など、考える必要はない。

因果なことに解剖学は、なにはともあれ、ヒトの身体を全部、見て歩かなくてはならない。そこでは、だから、こうした共通性の考察も必要になってくるのである。

†門脈循環の障害

肝硬変の状態になると、肝内の循環が悪くなる。血液が肝臓内を通りにくくなるのである。この状態を門脈高血圧という。

もちろん門脈は静脈だから、これは純粋の高血圧ではない。静脈の血圧は、もともとたいへん低い。動脈に比較すれば、とても高血圧などとは、恥ずかしくて言えたものではない。

問題はむしろ、硬くなった肝臓を通り抜けられるほど、静脈の血圧は本来高くない、ということなのである。つまり肝硬変の状態では、門脈から肝臓に、いわば血液が押し入れなくなる。そうなれば、消化管に血液が溜まってしまうことになる。消化管の血液は、門脈を通過しなければ、心臓には帰れないからである。そのために、消化管の血液は、抵抗の少ない道をなんとかして通ろうとする。

そこで利用されるのが、食道の下端、ヘソの周囲、直腸の下端である。これはなかなかわかりにくいのだが、この三つの場所は、門脈循環と、ふつうの循環の境界部分なのである。ふつうの循環とはつまり門脈を介さない循環である。この説明が同語反復であることはわかっている。しかし、そう説明するしかない。

消化管の血液はすべて門脈に集まる。すでにそう述べた。しかし消化管はじつに長い。消化管のうちで、その両端にあたる部分、すなわち食道と直腸は、右に述べたように、門脈系ではない循環と接している。血管はたがいによくつながりあっている以上、こうした部分では、一部の血液はもともと門脈を介さないで、心臓に戻っていたのである。細いとは言え、そうした経路がもともとある。門脈系の血液は、いわばその部分に集中してしまうのである。通常の道路が完全に通れなくなるので、車が渋滞してしまい、わずかに通れる細い脇道に、すべての車が集まってきてしまう。そういう状態になるわけである。

だから肝硬変では、食道の静脈瘤が生じたり、ヘソのまわりに静脈の怒張が生じたり、痔がひどくなったりするのである。さらに食道を含めて、消化管の内出血がおこりやすくなる。それはいままでの説明で納得できるであろう。こうした内出血が、しばしば肝硬変の死因となりうるのである。

†胆嚢

すでに述べたように、肝細胞は胆汁を作る。胆汁は十二指腸に分泌され、消化の補助をする。そこまではたいていの人は知っているであろう。

では、胆汁がどうして消化の補助になるか。それは胆汁が表面活性剤の性格を持つからである。表面活性剤は、脂肪をより小さな粒に変える。それによって、脂肪滴に対する消化酵素のはたらきがよくなることは明らかであろう。脂肪滴の体積に比較して、表面積が大きくなるからである。

胆嚢《たんのう》は肝臓の下面にいわば張りついている（図30）。その状態からすると、肝臓で作られた胆汁は、胆嚢に直接に流れ込むような気がするかもしれない。しかし、そうなってはいないのである。

肝臓と胆嚢は、じつは胆管を通じてのみ連絡している。話はやや面倒だが、胆嚢から出た胆嚢管は、肝臓から出た肝管と合流して、最終的には総胆管となり、十二指腸乳頭で十二指腸に開く。つまり全体は、膵管を除いて考えれば、Y字状の管になるわけである。

十二指腸乳頭の部分では、総胆管の開口部は括約筋によって閉じられている。だから、肝臓から分泌された胆汁は、総胆管の開口部が閉じているために胆嚢管を逆流し、胆嚢に溜まるのである。

もちろん胆嚢がただの袋で、なにもはたらかなければ、胆汁が分泌されればされるほど、肝管、胆嚢管、総胆管の内部の圧力は増すばかりである。それでは、胆嚢のなかに胆汁はほとんど逆流できないことになる。

その圧力を下げているのは、胆嚢による水の吸収である。胆嚢は胆汁に含まれる水分を再吸収して、胆汁を濃縮するはたらきがある。十倍にも濃縮するのである。むしろそれが、胆嚢の重要な機能らしい。

じつは胆嚢は妙な器官で、動物によって、あったりなかったりする。たとえばハツカネズミすなわちマウスには胆嚢があるが、ドブネズミつまりラットには胆嚢がない。ところがマウスは乾燥に強い動物で、ラットはドブネズミの名のとおり、近くに水がなくては生きていけない。つまりマウスは、水を節約するために、胆嚢を保持しているとも考えられるのである。

ただしこの話は、いろいろわからない点がまだ多い。豚や熊は胆嚢があるが、馬は胆嚢がない。熊の胆《きも》はあるが、馬の胆というのはないわけである。動物のなかでの胆嚢の有無を調べると、そこには明瞭な規則が見つからない。胆嚢があれば、水が節約できるかも知れないが、胆汁はどうせ腸に出るのだから、そこで水を再吸収してもいいはずである。そ

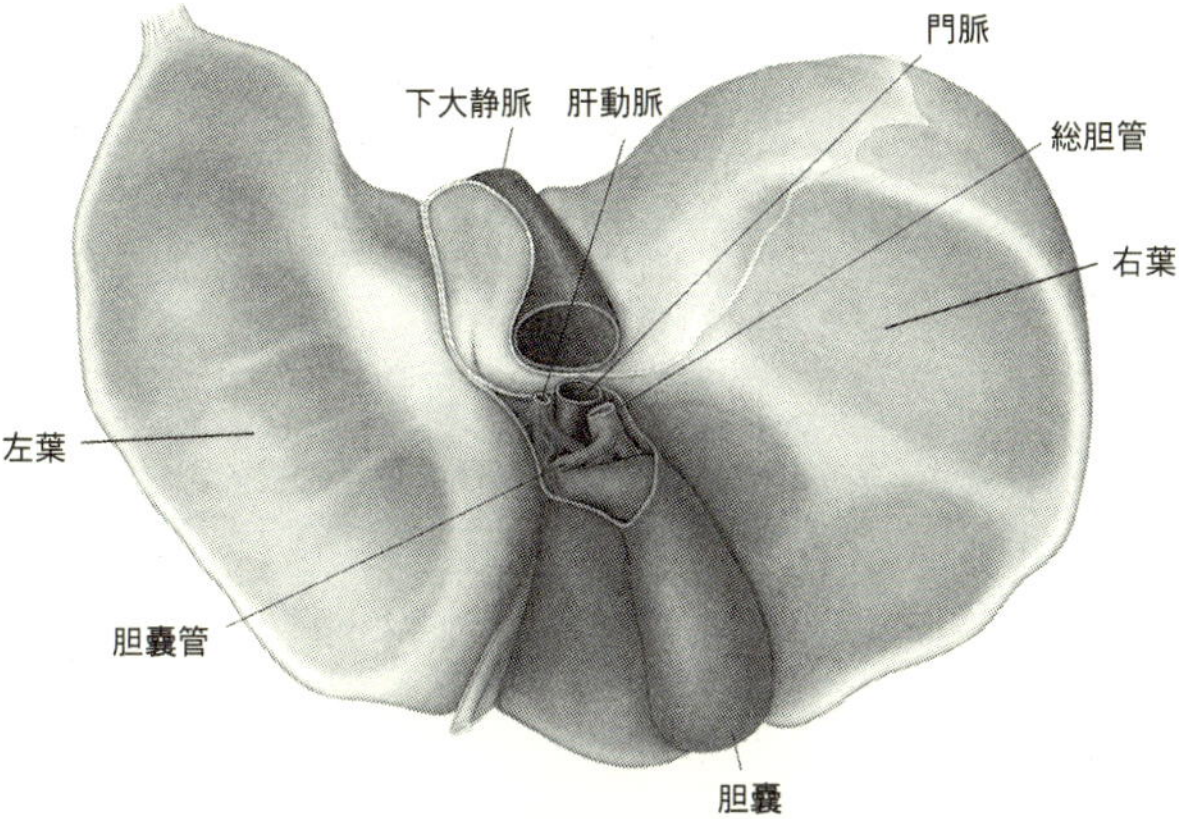

図30　肝臓を下方から見る．肝臓下面の胆嚢窩にはまり込んでいる胆嚢が見られる．

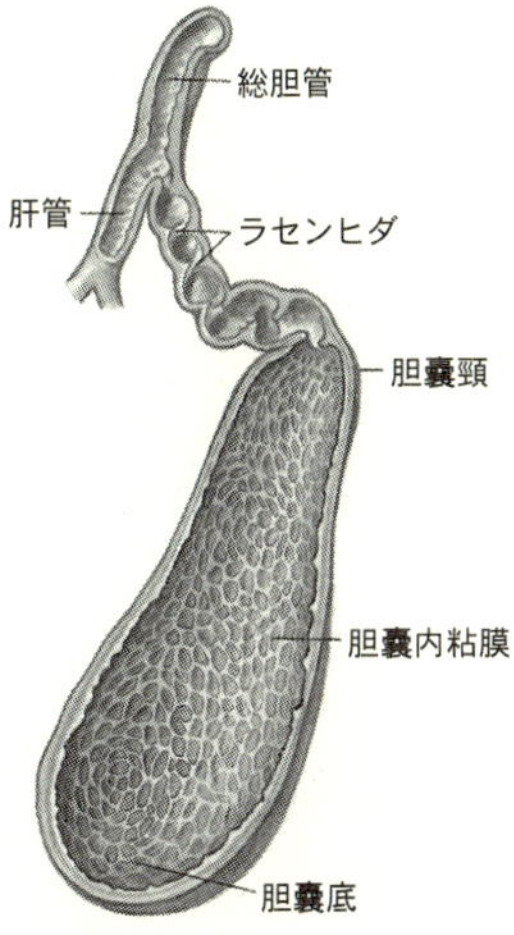

図31　胆嚢，胆嚢管，肝管および総胆管の縦断面．

う思えば、先のネズミの説明も、かならずしも当てにはならない。胆嚢という器官の有無のようなおおざっぱな問題でも、いまだに解決の糸口すらないものもあるわけである。

胆嚢が病気と関係するのは、もちろん胆石《たんせき》である。私も胆石を持っているが、別段なにごとも起こったことはない。こういう沈黙の石は、わりあいに多い。石があると言われたからといって、慌てる必要はまったくない。いまでは身体のなかのいろいろなものが見えるようになったので、それにいちいち反応してもいられない。

私の肝臓には、水の溜まった袋が二つある。これもあるにはあるが、どうということはない。いまはエコーがあるから、こういうことはすぐにわかってしまう。以前は解剖でもしなければ、こういうことはなかなかわからなかった。わかる分だけ、いまは心配も増えたわけだが、心配しても始まらないことも多い。わかったおかげで、心配だけが増え、結局は損をした。そんなことも多いような気がする。

ところで胆汁が分泌されるのは、もちろん十二指腸乳頭部の括約筋がゆるみ、他方では胆嚢の筋が収縮するからである。これはホルモンおよび自律神経系の作用で生じる。胆汁の分泌機構は、消化管の内分泌の研究の歴史では、わりあいに古くから理解されてきたものの一つである。コレシストキニンというホルモンは、この名称自体が「胆嚢を運動させる」という意味である。いまでは消化管の内分泌はきわめてよく調べられるようになり、多くのホルモンが見いだされている。セクレチンによって肝臓からの胆汁の分泌が増加し、コレシストキニンとパンクレオザイミンによって、胆嚢の筋の収縮と、十二指腸乳頭の括約筋の弛緩が起こる。こうして胆汁が十二指腸に分泌されるのである。こうしたホルモンを作るのは、腸の上皮に存在する内分泌細胞なのである。

膵臓 *pancreas*

†膵臓と糖尿病

膵臓はふだんあまり関心を持たれない臓器であろう。肝臓のように、しばしば検査でひっかかるわけでもない。そもそもほとんどの人が、膵臓の検査では、なにを調べるのか、それも知らないであろう。たまに膵臓にガンができたという話を聞くくらいで、それも数からいえば、胃ガンとか肝臓ガンの頻度には及びもつかない。

膵臓自体の病気といえば、ガンのほかに、あとは急性膵炎くらいしかない。それは膵臓がとくに丈夫だからというよりも、肝臓のような大きな臓器ではなく、また機能がわりあい単純で、むずかしい故障が起こらないためであろう。

ただし、膵臓には、別な意味で重大な故障が生じる。それは糖尿病である。これを勘定にいれれば、もちろん膵臓の病気は、患者数の上でもたいへん重要である。ただし糖尿病は膵臓の病気というよりも、内分泌疾患として理解されている。膵臓という器官の地理よりも、インシュリンというホルモンの作用のほうが、はるかに問題なのである。膵臓移植で糖尿病が治るようにでもなれば、またそれなりに膵臓の地理が問題になるかもしれないが、そうした治療はいまはまだ実験段階である。

†膵臓の歴史

漢方の五臓六腑には、膵臓は入っていない。東洋医学は膵臓を知らなかったのである。実際に膵臓は形の分化があって、哺乳類でもグループによって、膵臓の肉眼的な形がひどく違う。イヌやネコのような食肉類では、膵臓はヒトと同様、明瞭な塊を作っている。しかし、先に述べたように、ネズミやイルカ、食虫類などでは、腸間膜のなかに薄く広がってしまうのである。しかも、どちらの場合にしても、ちょっと目には、膵臓は脂肪に似た外観を呈する。こうしたことから、膵臓を一つの臓器として認識するには、いくらか困難があったのであろう。

東洋医学では膵臓が知られていなかったことから、『解体新書』では、意訳するより原音をとって、膵臓に大機里爾《だいきりいる》という名称を与えた。「機里爾」は腺のことで、『解体新書』では唾液腺や扁桃腺にも当てられていることばである。したがって、大機里爾は「大腺」ということになる。

東洋医学では、膵臓が知られていなかっただけではなく、そもそも腺が知られていなかった。だから『解体新書』巻之一の始めに、解体の法に六つあるとまず述べ、その第二を「機里爾のある所を審《つまび》らかにするにあり」と訳したあと、いわば訳注をつけ、「漢人のいまだ説かざる所の者、大小一ならず。所在これあり」と書いている。中国医学では機里爾は知られておらず、大小いろいろあって、場所もさまざまだと、わざわざ注記しているのである。

「それ大機里爾は、機里爾の大会せる者なり」、つまり膵臓は腺の集合だという。「その色は、暗にして微赤」、わずかに赤みがかった灰色である。「その形、犬舌の如し。その長さ手の八、九指横径の如し。その幅二指横径、その厚さ一指」。まあこんな書き方だから、そうむずかしいものではない。

臓器を実際に手にとって見ている状況をお考えくだされば、横指といった表現が便利であることは、すぐにおわかりいただけるであろう。左手に膵臓を持ち、右手の指をあてて、「幅はだいたい俺の指二本分だな」などと言っている状況が浮かぶ。「尺」という長さの単位は、ほぼ手首から肘《ひじ》までで、その部分に相当する骨が尺骨である。こういう単位は、メートル法のような抽象普遍の単位によって生活から追い出されてしまったが、人体のような自然を単純に計量するには、こうした自然の単位がわかりやすい。

ともあれ「大機里爾」では、いかに江戸の学者といえども、表記に不便を感じたのであろう。宇田川玄真の『医範提綱』で、膵臓という訳が与えられ、「膵」という国字が作られることになる。『医範提綱』は文化二年（一八〇五年）に刊行されたから、『解体新書』から約三〇年を経ている。

「腺ハ血ヲ動脈ニ受ケ其中ノ諸液ヲ分泌スルノ器ナリ。故ニ表裏諸部大抵有ザル処ナシ。其質ハ微細ノ膜嚢ト繊微ノ細管トヲ交錯会織シ外囲ニ膜ヲ被ル。故ニ柔軟ニシテ水綿ノ如シ。大小形状及ビ組織ノ粗密ハ所在ニ従テ同ジカラズ。其質ヲ作ス繊微ノ細管ハ即チ動脈。静脈。神経。水脈ノ支末及ビ送輸管ナル者ノ会組シテ成ルナリ」

こうした叙述を読んでも、『解体新書』以来三〇年の間に、急速に解剖学の理解が進んだことがわかる。日本の医学では、ここでようやく「膵臓」が市民権を獲得するのである。

†膵臓のはたらき

膵臓は外分泌腺である。もちろん、そのなかに膵島《すいとう》すなわちランゲルハンス島と呼ばれる、別な細胞集団があって（図33）、これが内分泌をしていることは、多くの人はご存じであろう。両者をひっくるめれば、膵臓は内外分泌の機能を兼ね備えた分泌腺である。ただし、重量でいえば、内分泌部分は二パーセントていどしかない。

外分泌されるのは、むろん消化酵素である。おおまかには、三つの栄養分である炭水化物、脂肪、タンパク質のそれぞれを分解する酵素を、膵臓が外分泌すると思えばよい。もちろんそのほかに、たとえば核酸を分解する酵素も分泌されており、要するにわれわれの化学的な消化機能は、膵臓に大きく依存しているのである。

炭水化物の分解酵素はアミラーゼと呼ばれ、膵臓由来のアミラーゼの血液中の濃度が、検査の指標となる。アミラーゼは本来外分泌される酵素で、それが血中に増えてくるということは、肝臓の場合のGOTやGPT値の増加と、似た状況を表わすことになる。脂肪を分解する酵素はリパーゼと呼ばれ、タンパク質の分解酵素はトリプシンである。膵臓由来の酵素の至適酸度は弱アルカリ性で、これはこれらの酵素が、弱アルカリ性の状況でもっとも有効に機能するということである。これは膵臓から重炭酸イオンが多く分泌され、膵液がアルカリ性を呈することと関係している。胃液は強い酸性なので、それに引き続く消化を行なう腸では、まずアルカリ性の液が分泌される必要があるわけである。

膵臓の酵素、とくにタンパク質を分解する酵素は、簡単に活性化しては困る。膵臓の細胞自体が溶けてしまうからである。したがって、分泌される酵素分子は、はじめ活性化されていない状態にある。そうした分子が腸内に出ると、別な酵素のはたらきで、分子の一部が切り取られて、酵素として活性化する。

そういう工夫をしていても、膵臓が自家消化を起こすというトラブルが、急性膵炎である。実験的にイヌで急性膵炎を起こさせるには、膵管に胆汁を逆流させればいい。胆汁はすでに述べたように、表面活性剤の作用があって、膵臓の細胞を壊す。人で急性膵炎が起こるときにも、なにか似たことが生じているのかもしれない。胆管と膵管は、ふつうは一緒になって十二指腸乳頭に開くからである。ここの出口の具合がおかしいと、胆汁が膵管を逆流する可能性はある。もっともそれが、急性膵炎を起こすほどまでになるのは、たいへんなことではあるが。

†内分泌

膵臓にはランゲルハンス島と呼ばれる細胞集団があり（図33）、おもにインシュリンというホルモンを分泌し、血糖を調節している。インシュリンが不足すると、糖の利用が不十分となり、血液中の糖の濃度が高くなる。糖が利用できないので、糖が不十分だというサインが出て、体は糖の血液中の濃度を高めるわけである。しかし、それでは問題が解決しない。真の原因は、糖の不足ではなく、インシュリン欠乏によって、糖の利用が落ちているからである。

糖の血中濃度がある限度以上になると、糖尿病であろうがなかろうが、尿に糖が出る。

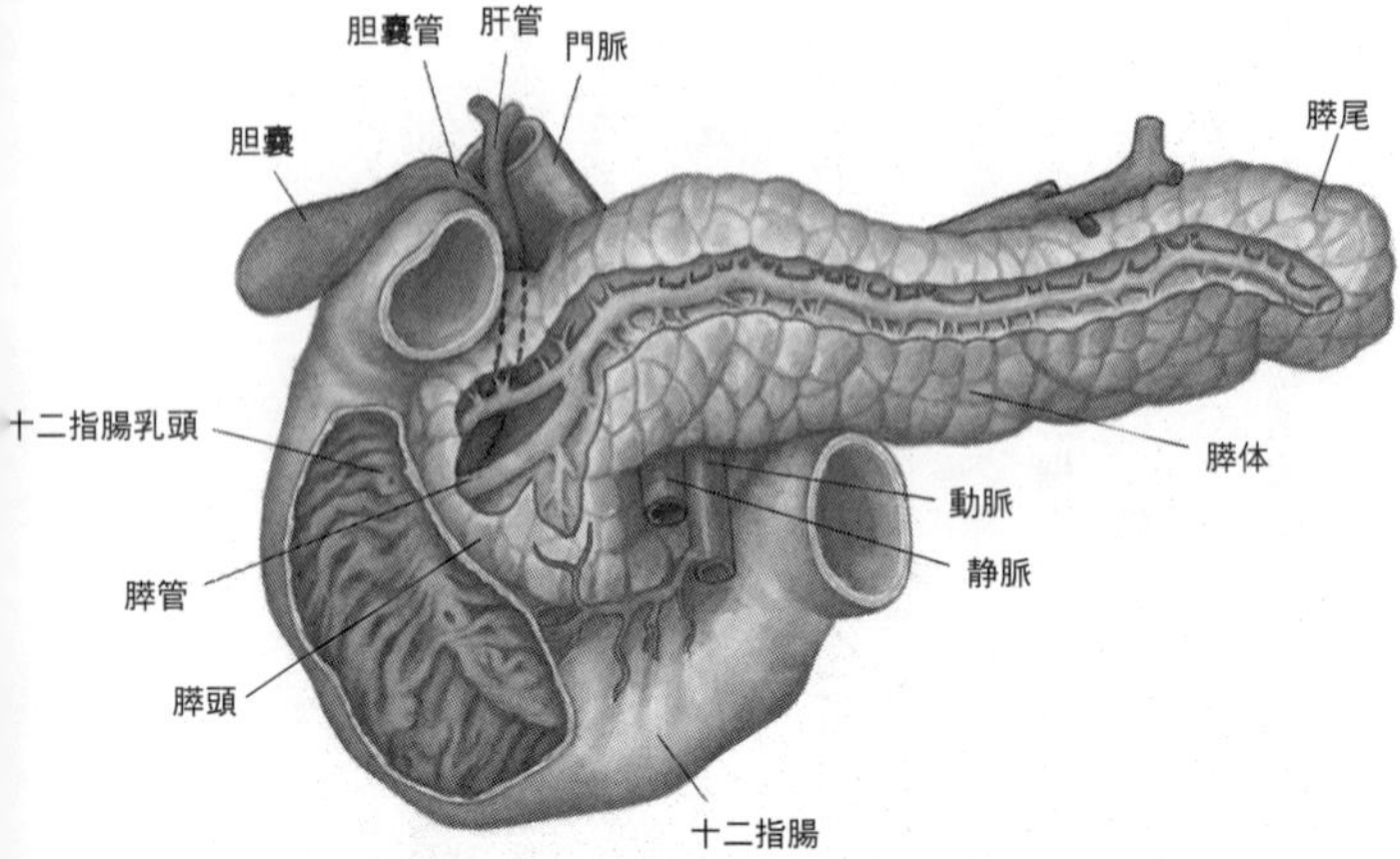

図32　十二指腸，膵臓，および胆嚢周辺．

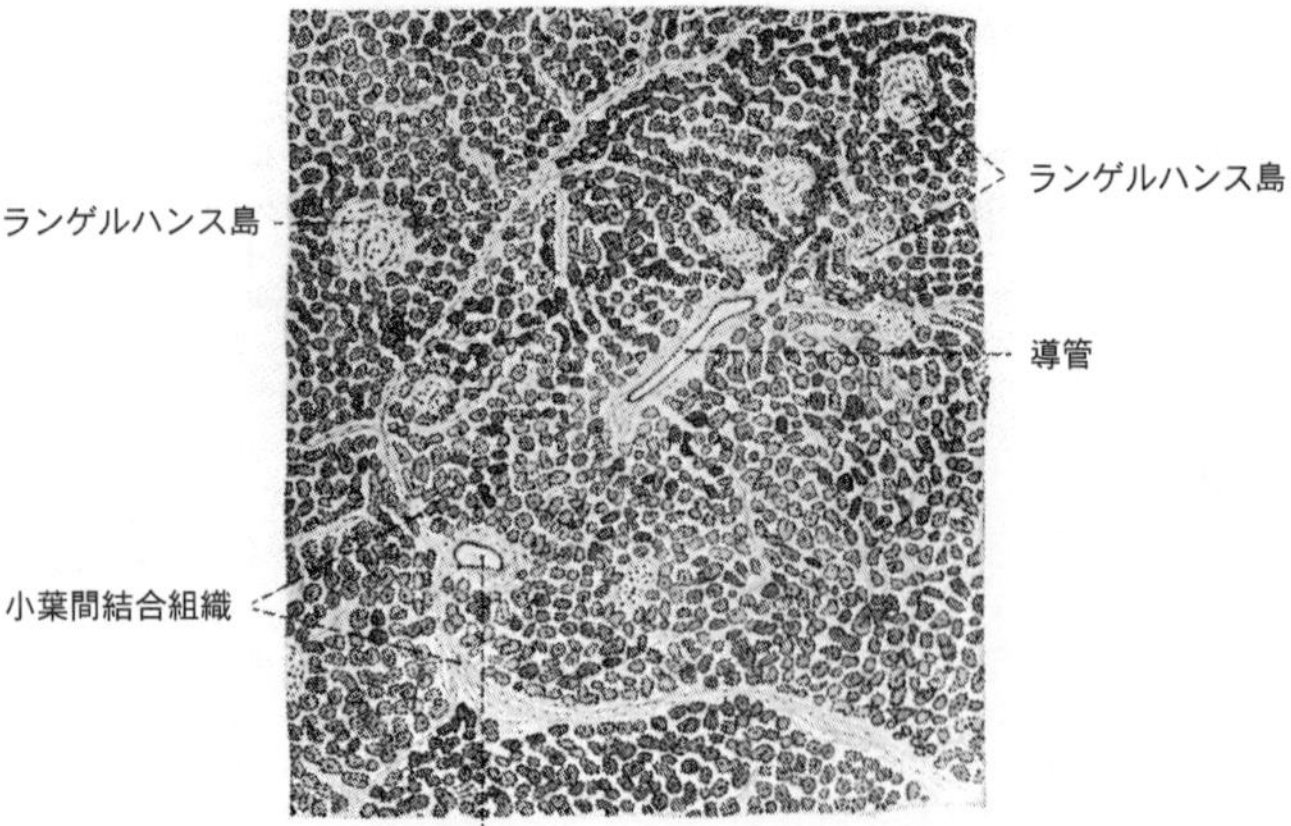

図33　膵臓の組織構造．インシュリンを分泌する細胞集団ランゲルハンス島（膵島）が見られる．

これは、腎臓が糖を再吸収する能力に、一定の上限があるからである。食餌性《しょくじせい》糖尿といっても、ふつうの人でも糖尿自体はふつうに起こすことがある。糖尿病といっても、尿に糖が出ることが病気なのではない。

膵臓がタンパク質を分解する酵素を作り、分泌するという事実は、インシュリンの発見にとっても重要な点だった。右の急性膵炎でも述べたように、たとえば膵臓から分泌されるタンパク性のホルモンを、膵臓をすりつぶして取り出そうと考えたとする。ただちに問題となるのは、膵臓の外分泌細胞に含まれるタンパク分解酵素によって、そのホルモンが分解されてしまう、ということである。外分泌細胞と内分泌細胞が混ざっているかぎり、その問題は避けられない。

腸に外分泌される膵液を送る管、すなわち膵管を、糸で縛ってしまう。前世紀にそういう実験をした内科医があった。そうすると、外分泌細胞はどんどん死んでなくなってしまう。そういう膵臓で生き残るのは、ランゲルハンス島の細胞だけである。

その事実を利用して、カナダのバンティングとベストという二人の医学者が、インシュリンを分離するのに成功する。かれらはそれで、一九二三年度のノーベル賞を受賞している。膵臓の管を結紮《けっさつ》するというのは、それほど困難な実験ではない。これをはじめて行ない、外分泌細胞だけが死ぬことを見つけた医師は、この手段をインシュリンの分離に利用しようとは考えなかった。大魚を逸したわけだが、このあたりが科学史における偶然の面白さである。

ランゲルハンス島というのは妙な名前だが、これはもちろん人名である。ランゲルハンスがこの構造を膵臓で発見したのは、学生実習のときだったと言われている。この細胞集団には、主として三種類の細胞が知られており、一つがインシュリンを分泌するB細胞、もう一つがグルカゴンを分泌するA細胞、あと一つがソマトスタチンを出すD細胞である。A、B、Dがあって、Cがないのは、歴史的な理由があり、古くはC細胞もあったのだが、他の細胞と同じものであることがわかったために、消されたのである。

インシュリンとグルカゴンは、血糖値に関して、たがいに拮抗的な作用を持つ。ソマトスタチンは、両者の分泌に関係しているらしい。こうした内分泌の様相は、私が学生だったころからすれば、ずいぶんよく理解されるようになった。大きな理由は、インシュリンに代表されるように、生理活性をもつ物質自体が分離され、構造が決定されるようになったことである。インシュリンそのものの一次構造が決められたのは、私が大学生になった年だった。決定したのは、イギリスのサンガーで、これがタンパク分子の構造決定のはじまりである。サンガーは五八年度のノーベル賞をもらったが、その後はタンパクの一次構造が決まっても、もはやだれもなんとも思わないようになってしまった。そのていどのことは、いまでは日常的な仕事になってしまったのである。

科学の進歩もいいが、あまり進歩が急速だと、科学者の栄枯盛衰がはなはだしくなってしまう。平家物語は、いまでは科学の世界になっているのかもしれない。

大腸 *large intestine*

†大小腸の連絡

小腸のつぎは大腸である。これは、小腸とはかなり違う。たとえば、大腸ガンというのはふつうだが、小腸ガンというのは、まずない。なぜそうかと言われても、わからないところがある。しかし、大腸は食べ物の残りかすが、かなり長時間滞在するところだから、いろいろなことがあってもおかしくないような気もする。

小腸は、十二指腸を除けば、腸間膜小腸である。腸間膜が付着していて、かなり自由に動く。それに対して、大腸はあまり動かない。人によっては、大腸の一部である盲腸が動いたりして、移動盲腸などということばがある。生きものの性質はたいていそうだが、同じ器官でも、個体によって、しばしば少し違ったところがある。機械と違って、仕様がさまざまなのである。

仕様が違うから、そのために故障するということもあるが、得をすることもあるはずである。得のほうは、医者はあまり調べない。調べる必要がないからである。たとえばイチローが、なんだかこの頃成績がよすぎる。どこか、からだの具合がわるいのではないか。そんな訴えをして病院に来たりすることはない。あれだって、ふつうでないと言えば、ふつうでないわけだが、そういう「ふつうでなさ」は、あまり問題視されない。人間というのは、そういう意味では勝手なところがあって、具合がいいとか、悪いとか、それぞれの物差しで決めているところがある。

大腸は小腸ほど長くない。右の下腹が盲腸のあるところで、大腸のはじまりである盲腸と、小腸の終りの部分である回腸とが、そこで連結する。この部分を回盲部《かいもうぶ》という（図34）。回盲部では、回腸が盲腸に横から直角に連結している。だから、ここが継ぎ目だとすぐにわかる。この継ぎ目では、筋肉がやや厚くなっていて、弁のようにはたらく。昔からそう言われている。だからこれを、バウヒン弁などと呼ぶことがある。こういうカタカナは、もちろん人の名前である。たいていは偉い学者の名前が残っているわけだが、この「弁」の場合にはいささか議論があって、バウヒンがいかにインチキかという本を読んだような記憶がある。しかし、そんなものを覚えておいてもなんにもならない。名前は要するに名前で、その本人がどうだって、いまさら関係はない。

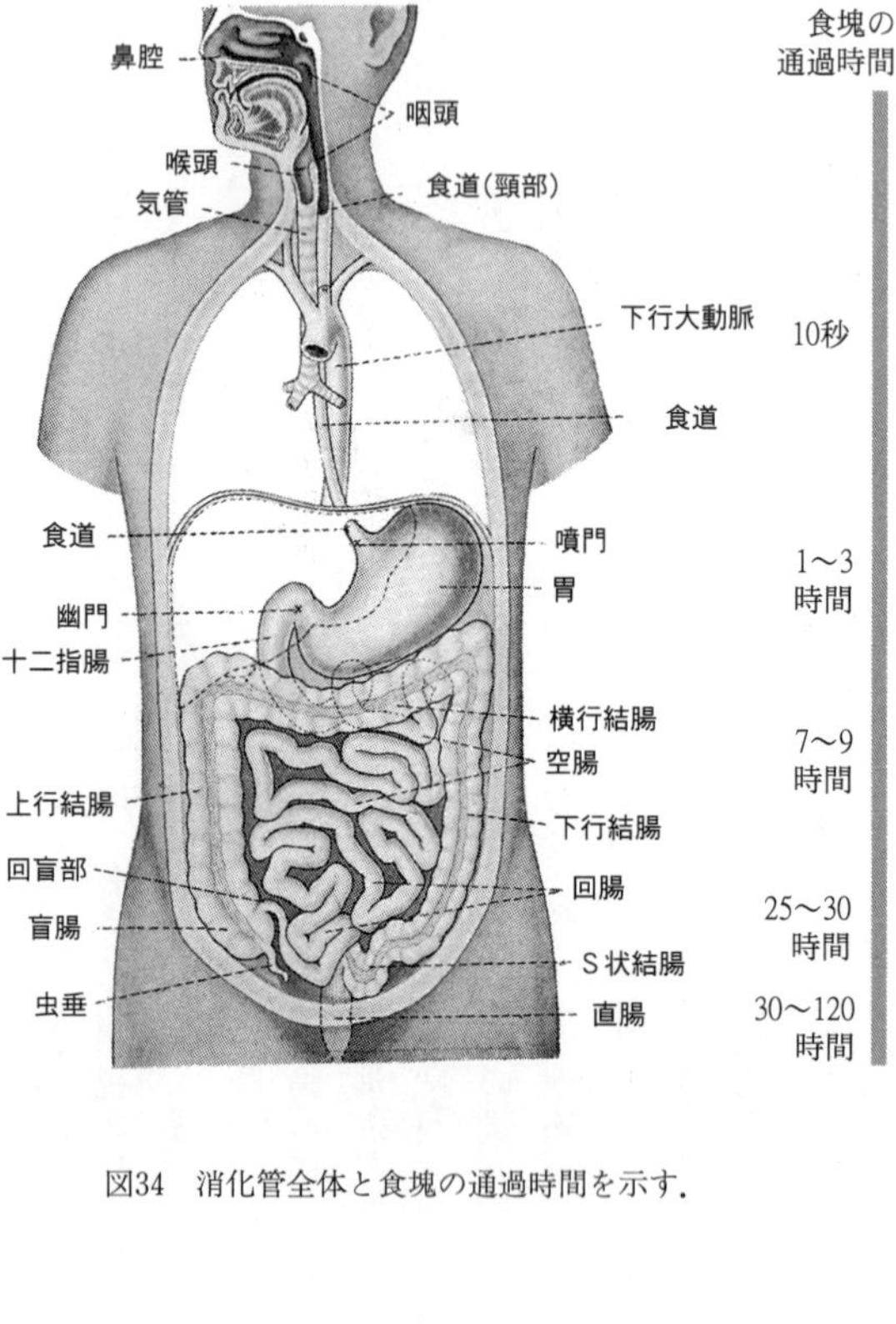

図34　消化管全体と食塊の通過時間を示す．

†盲腸の存在

素直に縦につながらないで、回腸が横から大腸に連結するということは、大腸に盲端ができることを意味する。その盲端の部分を、盲腸と呼ぶのである。

盲腸は、動物によっては、存在しない。私の好きなトガリネズミを代表とする食虫類は、それを代表するグループが盲腸を持っていない。小腸はすなおにそのまま大腸に連結する。これを無盲腸類という。腸のつながりからいえば、どう考えたってこの方がまともだと思うが、哺乳類のなかでは、盲腸がない方が珍しい。

もっと珍しいのは、盲腸が二つある、という動物である。イワダヌキには盲腸が二つあると、ものの本に書いてあった記憶があるが、イワダヌキを自分で解剖してみたことがないので、確実なことはいえない。

盲腸がない、一つある、二つある。こういう例がそれぞれあるとすれば、それはなぜ盲腸ができてくるかという問題に示唆する面が大きい。できてくるところを、それぞれ観察してみると、わかることがあるはずだからである。小腸と大腸が連結する部分は、なにか特性があるわけで、それが盲腸として形に表現されるからである。ただし、そのためにイワダヌキを飼って、その胎児を調べる暇のある人など、この忙しい世の中にはいるわけがない。だから、盲腸がなぜできるか、そういう問題は解けていない。解けるあてもない。

そもそもイワダヌキとはなにか。アフリカに住む動物で、タヌキの親戚ではない。現生の動物では、ゾウにいちばん近いと言われている。そう言うと、それならからだが大きいのか、と聞かれそうだが、大きさはタヌキの親戚ていどである。世の中には、興味を持ってもはじまらない、というタイプの動物がいるが、イワダヌキなどはその典型であろう。親戚のゾウのように、牙が売れるわけでなし、タヌキのように今戸焼になるわけでなし、サイのように角が漢方薬で売れるわけでもない。そうかといって、イヌやネコの仲間でもないし、ネズミの仲間でもないし、要するによく知られている動物の仲間ではない。なんだそれは、と言われるのがオチである。そもそもイワダヌキという名前自体が、考えてみれば、よくわからない。いい加減な名前ではないか。

無盲腸類もあるが、盲腸がやたらに長い動物もある。ウサギは盲腸がわりあい長い。しかし、いちばん有名なのは、コアラである。盲腸がメートル単位の長さなのである。

この動物は、ご存じのように、ユーカリの一部の種類の葉しか食べない。この葉っぱがとくに栄養価が高いから、コアラが好んで食べる。それならわかるが、そうではないらしい。理由はわからないが、要するにコアラはきわめて偏食なのである。ところが、葉っぱというのは、栄養があまりない。そこでコアラは、長い盲腸のなかに細菌を住まわせており、葉っぱの不消化分を細菌に分解させて、その「あがり」を取り立てて、自分の栄養の足しにしているらしい。

ウサギの盲腸が長いのも、同じ理由であろう。サラダだけ食べて生き延びるのは、あんがい大変なのである。ウシなどは、ほとんど食べ続けに食べて、あの大きな体をもたせているのである。

こういう長い盲腸には、不思議なことが一つある。それは、盲腸が盲端だということである。それなら、盲腸に入った食物のカスは、同じ入口から、出てこなくてはならない。入ったものを、どうやって、いつ出すのか。これは私の長年の疑問だが、これもまた、コアラの腸など、調べている暇はないので、まだ解けていない。

多くの動物には、食糞性《しょくふんせい》がある。ウサギにもあって、ウサギの場合には、食べられる糞と、食べられない糞があるらしい。トガリネズミにも食糞性があるが、この場合には、出した糞を食べるというよりも、自分の肛門をなめる。肛門の周囲には、よく発達した「肛門唾液腺」がある。なぜそんなものがあって、なぜそれをなめなくてはならないか、そんなことは私は知らない。調べようと思っているうちに、いつの間にか人事で忙しくなり、それとともにどんどん歳をとってしまった。少年老いやすく、学なりがたし、である。よく、そんなことを調べて、なにになりますか、と聞かれる。なにになるか、私にはわからない。そもそもなんのために、自分が生まれてきたか、きちんと返事ができる人がいたら、お目にかかりたいものである。

†大腸と小腸の違い

大腸と小腸は、肉眼で区別がつく。これは、医学生が解剖で習う、初歩的な知識の一つである。この区別は、あんがい大切である。なぜなら、手術のときに、小さな切り口から出てきた腸が、大腸であるか、小腸であるかを、判定する必要が生じるからである。

これは、なんでもない。大腸には、まず結腸ヒモと呼ばれるものが三本、表面に見える。これは腸の長軸方向に並行に走っている。じつはこれは、縦走する平滑筋層なのである。この縦走平滑筋《じゅうそうへいかつきん》は、小腸では腸全体を覆っているから、ヒモとして見えない。大腸では、その縦走筋が、三カ所にしかないのである。それだけのことである。さらに大腸では、腹膜垂と呼ばれる脂肪のかたまりが、そこに付着している。こうしたものを見れば、大腸だということがすぐにわかる。

盲腸には、有名な虫垂が付属している（図35）。これは、じつは細い大腸である。盲腸の盲端の部分の先端部が、なぜか発達せず、細いままで残る。それが虫垂なのである。ここにはリンパ系の組織が集まっており、まあ、扁桃腺みたいなものだと思えばいい。これが炎症を起こして、外科手術が行なわれるまでは、相当程度、致命的だったということは、ご存じであろう。

虫垂は大腸そのものだから、当然縦走筋をもっている。これは結腸ヒモの続きで、だから逆に言うと、結腸ヒモを盲腸の先端に向かってたどっていくと、虫垂にたどりつく。そこでは、三本のヒモは合流してしまう。なぜなら、虫垂は細くなった大腸にほかならないからである。

この大腸と小腸の区別は、日本の解剖学の歴史では、重大な事件を引き起こした。日本で最初の官許の解剖を行なった山脇東洋の動機は、五臓六腑に含まれている大腸と小腸の区別は、実際には存在しないのではないか、それを確かめたい、というものだったからである。解剖を見たあと、東洋はやはり大小腸の区別は不明だった、と『蔵志』のなかで述べている。医学生でも知っている、大小腸の区別を、東洋がなぜ見落としたのか、いまとなってはわからない。

†消化管の特異点

山脇東洋は、一七世紀に出版された、ヨハン・ヴェスリングの解剖書を所持していたと伝えられる。この教科書は、図がきわめて模式的で、身体の対称性をいわば強調したもの

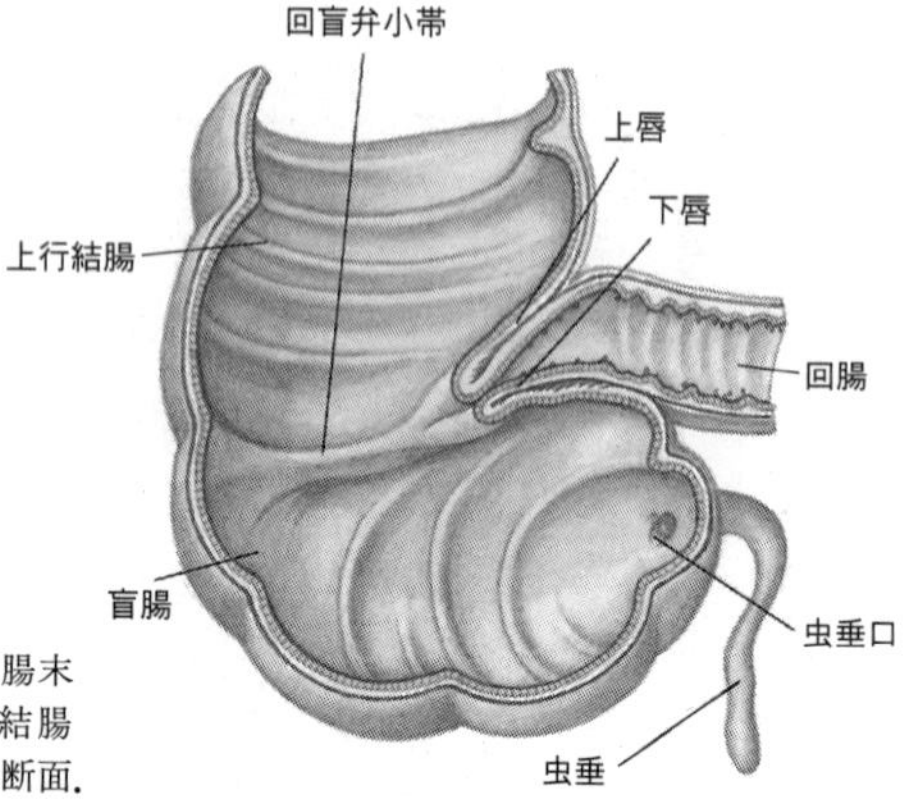

図35　回盲部（回腸末端と盲腸），上行結腸初部および虫垂の断面.

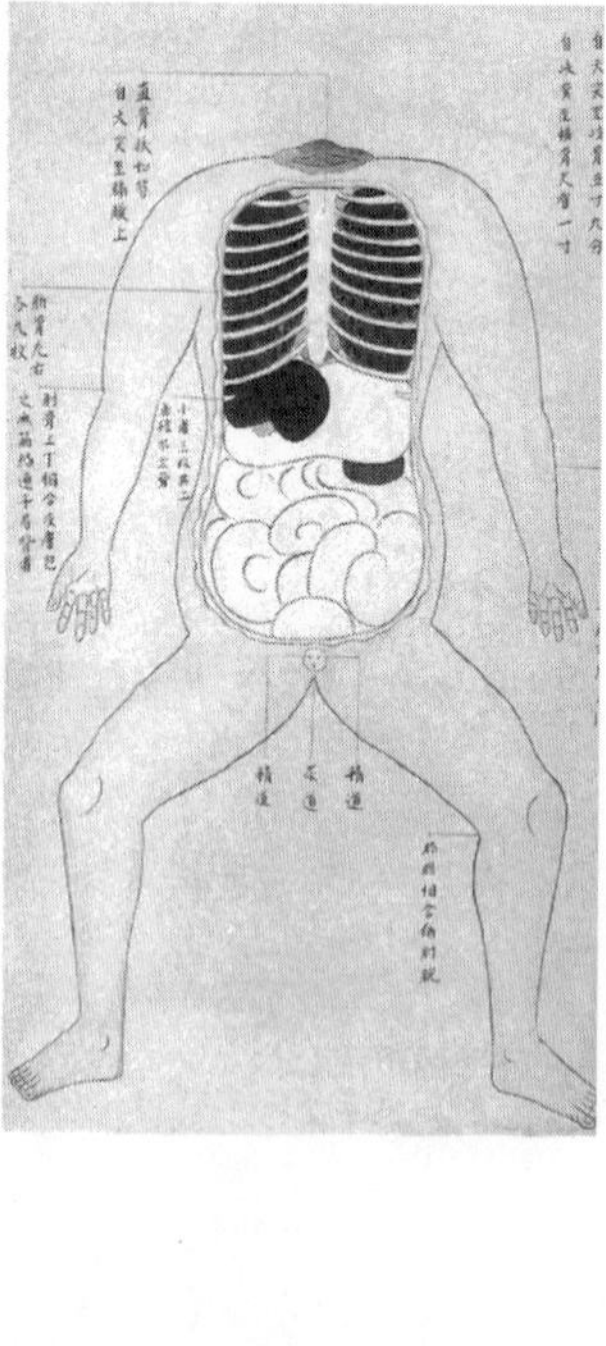

図36　山脇東洋『蔵志』.
腹部の図.

になっている。腸の図もあるが、これは小腸を規則的に折れ曲がった、まるでラジエータみたいに描いている。だから、もし東洋がこの図を見ていたとすれば、変な誤解をしていた可能性は当然ある。模式図というのは、現物を見ていない人には、多大の誤解を与える可能性のあるものである。それは実際を写すというよりも、脳のなかの像を整理するためのものだからである。

この書物の文章は、当時の常として、ラテン語で書かれている。杉田玄白が翻訳した、いわゆるターヘル・アナトミアは、それよりあとの時代のもので、その国のことば、すなわちこの場合はオランダ語で書かれていた。ラテン語の教育が、南蛮時代に徹底的に行なわれていたら、どうだったか。そんなことを考えてもムダだが、東洋の解剖の百年前には、長崎奉行の手には、近代解剖学のはじまりをなしたとされる、アンドレアス・ヴェサリウスの『人体構造論』が入っている。これが日本の医学にほとんど影響を与えていないことも、いま思えば、興味深いことである。本の内容、その質ではない。時代であり、便宜である。この場合には、そうとでも言うしかない。

大腸は小腸より短いにもかかわらず、盲腸からはじまり、上行結腸《じょうこうけっちょう》、横行《おうこう》結腸、下行《かこう》結腸、S状結腸、直腸という、六つの部分に分けられている。実際には、盲腸と直腸を除けば、あとは似たような部分だが、位置的な差異を示すために、こうした区分が置かれているのである。右下腹部の盲腸からはじまり、上に昇って、横に走り、下に向かって、中央下方で、S字状にくねり、あとは真っ直ぐになる、というわけである。直腸の部分で、大腸はからだの壁、すなわち体壁を貫く。ここは消化管が体壁を通る場所として、口とともに、いわば消化管の特異点なのである。

直腸

rectum

†下等な大腸

大腸はあまり高級な感じがしない。たとえば脳とくらべると、どうしても脳のほうが高級だという感がある。臓器にはそういう順列がなんとなくあるらしい。小腸と大腸を比較すると、小腸のほうが高級ではないかという感がある。これはもちろん偏見だから、だれもがそう思うとは言わない。

大腸の問題は、大腸の末端が直腸だということである。直腸とは、つまり排泄物が貯溜し、出ていくところである。家で言えばトイレ、しかも汲み取り型のトイレである。これではやっぱり、高級というわけにはいかない。それにくらべたら、小腸は食物を消化吸収する。これは生きていくためにどうしても必要で、つまりはレストランみたいなものである。それなら、脳ほど高級ではないかもしれないが、下等とは言えない器官である。

中根千枝氏の講義をテレビで聞いていて覚えたことだが、インドにはカースト制度がある。たしか十指にあまる階級があるという。いちばん上はブラーマンつまりバラモンで、いちばん下はアンタッチャブルである。まあそれはいいとしよう。困るのは、中ほどである。会社で言えば、社長とアルバイトの違いは問題がない。問題は中ほどである。課長と部長くらいはわかるが、室長とか、次長とかいうことになると、課長とどっちが偉いかわからなくなる。カーストも同じらしい。中ぐらいの階級になると、自分たちでも、どっちが上か、それがはっきりしないらしい。そういうときは、自分で決めればいいのだそうである。具体的な基準は、どこにあるか。自分より下だと思う階級の作った食事を食べない。それでいいのだという。ゆえにレストランのコックは、いちばん上の階級、すなわちブラーマンでなければならない。

話の筋が変なほうへ行ったが、インド式なら、やっぱり腸は高級ということになると言いたかった。それにしても、大腸は、機能が不全だと、ただちに下痢をする。下痢はあまり高級な感じを与えない。身分が高い人が下痢をしているのは、身分にふさわしいとはいえない。だから、どうも大腸は高級ということにならないのである。

†痔が痛い理由

大腸は盲腸から始まって、腹部をいわばぐるりと一周する。それだけである。小腸のように、腹腔でグルグルと管を巻かない。だから、右下腹部の盲腸からはじまって、上行結腸として右上腹部に上がり、それから横行結腸として横に走り、左上腹部で下に向かって下行結腸となり、下腹部でやや蛇行してS状結腸と呼ばれ、そのあと直腸となって、最後に腹壁を貫く。これでまあ、腹腔を一回りである。

直腸が腹壁を貫く部分は、肛門管と呼ばれる。肛門管は、実質的な肛門である。それはすでに述べた。肛門というものは、実体を持たない。たしかに肛門は見えるが、見えるからといって、実体があるとは限らないのは、「色」と同じである。空はたしかに「空色」だが、あれが空の実体かと言われたら、いささか困るであろう。実体としての肛門とは、解剖学的には、肛門管のことなのである。

直腸は、膨大部《ぼうだいぶ》と肛門管に分かれる。膨大部とは、大腸の素直な続きである。それに対して肛門管の部分は、からだの壁を大腸が貫く部分を指している。つまり直腸という部分では、体腔のなかを通っていた消化管が、ふたたび体壁を貫くのである。ふたたびというのは、口のところも話は同じだからである。このことから、いくつか重要な直腸ないし肛門管の性質が現れる。

第一に、われわれは「随意的に」便の排泄ができる。多くの内臓の筋、とくに消化管の筋が、随意的には動かせないことは、よくおわかりであろう。ところが、腸の末端である肛門の部分では、一部の筋を随意的に動かすことができる。これは口によく似た点である。随意的に動かせる筋は、外肛門括約筋《かつやくきん》と呼ばれ、横紋筋である。「外」がある以上は、「内」があるはずだが、事実それがある。内肛門括約筋とは、じつは腸の内輪層が肥大したものにすぎない。つまりふつうの腸の壁の筋の延長である。しかし外肛門括約筋は、それとは違う。特殊化した、腸の壁の筋である。おそらくこれは、随意的に動かせるように、進化の過程で変化したのである。

さらに、直腸末端の粘膜には知覚がある。一般に消化管の粘膜には、知覚はない。腸が痛むのは、ふつうは腹膜の刺激による。仮に腸の粘膜に針を刺しても、痛みは感じないはずである。ところが、直腸の末端だけは、痛いのである。もちろんそれは、粘膜のうちで外の皮膚につながる、皮膚と性質が似た部分である。肛門部の上皮は、皮膚のくぼみから発生する。したがって、その部分が皮膚に近い性質を持っていて、おかしくない。だから痔は、しばしば「痛い」のである。

からだ全体から考えるなら、肛門は口とよく似た部分である。社会生活では、肛門と口を一緒に考える人は少ない。しかし、消化管の開口部という意味では、両者は共通の性質を持っている。どちらも要するに、消化管が体壁を貫く部分である。そこでは、消化管の壁という性質と、体壁という性質が、同じ場所に重なり合って存在することになる。

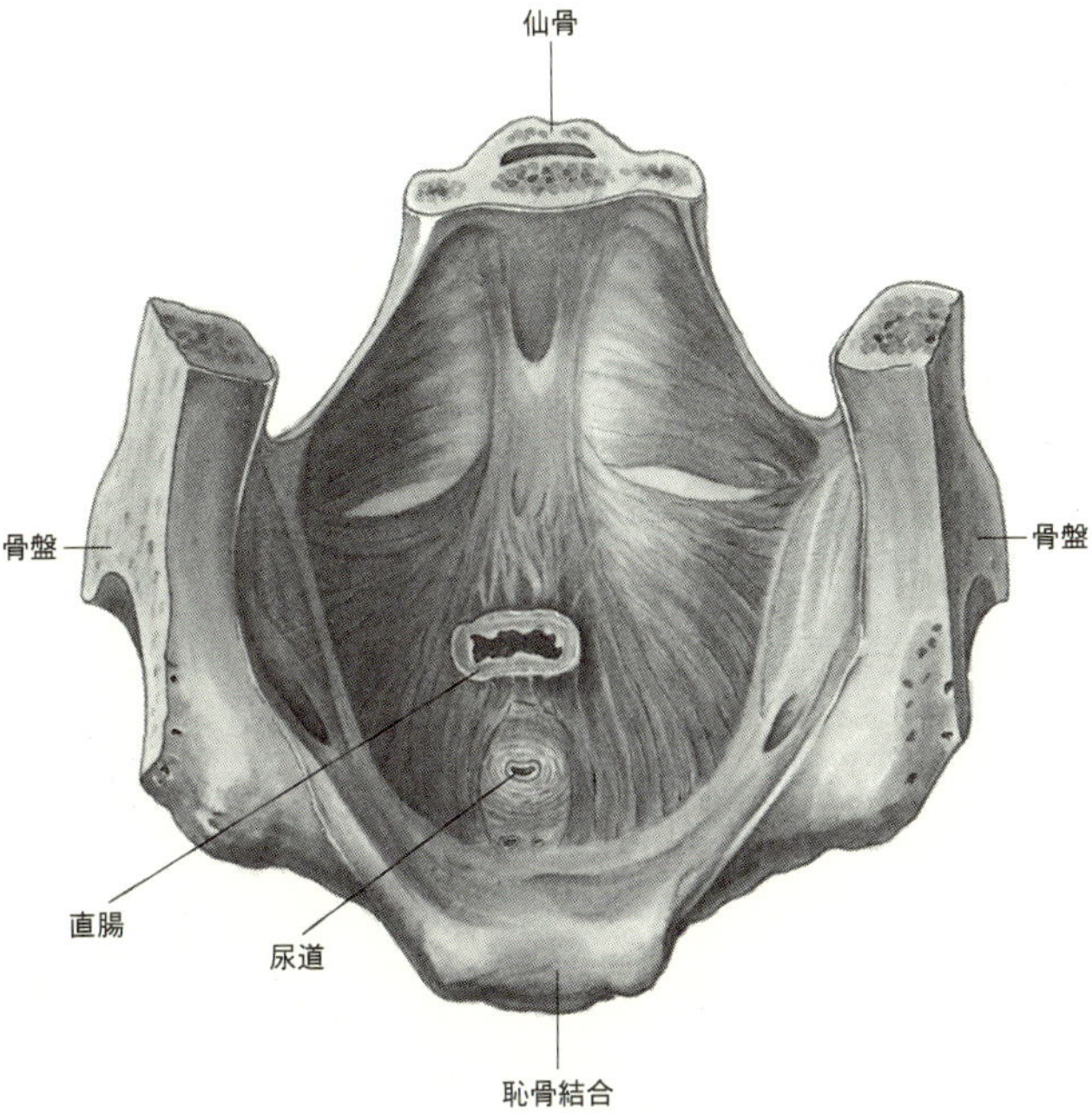

図37　直腸付近の断面図（上から見る）．肛門周辺の筋肉が見られる．

動物のからだを、細長いボールのように考えよう。消化管は、ボールの前端に口として開き、後端に肛門として開く。だから、どっちがどっちでもよかったはずで、実際に進化の過程では、どちらが口になり、どちらが肛門になるかで、前肛動物、後肛動物という区分がある。

肛門の付属物

肛門の周囲には、じつはたくさんの腺がある。これを総称して、肛門周囲腺という。たとえば犬なら、ここにはかなり大きな腺が、数種類ある。犬どうしがおたがいにお尻のにおいを嗅ぎあっているのは、そのためである。犬が属する食肉類では、肛門腺がよく発達する動物が知られている。その典型はスカンクであり、イタチである。これも、言ってみれば、犬に見られるような種類の腺が、極端に発達したものに過ぎない。

こうした肛門腺は、だから、においを出す腺として発達したものである。人類が属している霊長類は、嗅覚が一般に退化ぎみだから、こうしたにおいを出す腺があまり発達しない。ヒトではせいぜい、いわゆる腋臭《わきが》が知られているていどであろう。

しかし、肛門の周囲には、ヒトでも特有の腺が存在している。こうした腺には、大きく分けて二つの種類がある。一つは汗腺から生じたもので、もう一つは皮脂腺から生じたものである。ヒトの場合にも、じつは両者が存在している。ただし、汗腺から生じたと思われる腺は、ほとんど退化して、管だけが残っているような状態になる。その管が、ときに痔瘻の場合の膿の出口になったりする。

皮脂腺はヒトでもちゃんと存在する。ふつうの皮脂腺は毛の根元に開くが、肛門周囲の腺は、毛の根元に開かない。こういう皮脂腺を、独立皮脂腺という。これが犬やモグラなどの哺乳類では、きわめてよく発達する。ほとんど肛門管の周囲を取り巻いてしまうのである。なにをしているかというと、だからたぶん、においを出しているのである。雌であるとか、雄であるとか、同じ雌であっても、現在どういう身体の状況にあるか、そういったことが、このにおいからわかるのであろう。だから犬は、肛門のあたりのにおいを嗅ぐのである。

トガリネズミでは、この肛門腺が主として汗腺型の腺となっており、肛門唾液腺と呼ばれる。なぜここに唾液腺様の腺があるか、真の理由は知られていない。数十本の導管が、腸の上皮と皮膚との境界の、わずかに皮膚側に開いている。この腺が、肛門部に開くことは間違いないのである。こんな腺の構造をていねいに調べた人はいない。たぶん私だけであろう。このなかには、左右二つだけ、ほかよりも大きい腺がある。これがヒトにみられる肛門腺と同じものらしい。あとの小さいのは、トガリネズミに特有の腺である。このトガリネズミによく似た、しかし南の動物であるジャコウネズミでは、肛門腺は皮脂腺であって、唾液腺型にはならない。こういう点にも、動物の近縁性ははっきりと出る。つまり、ジャコウネズミに近いグループでは、肛門腺は主として皮脂腺になるし、トガリネズミに近いものでは、唾液腺型になる。

スカンクの腺は、あまりよく調べられていない。これはまあ、当然であろう。あんなものを調べると、研究室が臭くなるからである。床下でスカンクが一回、においを放出すると、その家にはしばらくだれも住みたがらないという。もちろんこれも、肛門腺の一種である。どういう成分が問題なのか、たぶん知られているであろうが、私は知らない。イタチの腺くらい、調べてみようかと思ったこともあるが、さいわい材料が手に入らなかった。

†ヘアヌードの偏見

さまざまな動物の、さまざまな部分を、ゆっくりていねいに調べてみるのも、面白い作業である。しかし、そんな仕事は、いまではほとんど仕事と見なされない。趣味だと言われてしまう。だから逆に、そうした動物による違いは、よくわからなくなっているのである。むしろ一八世紀から一九世紀の学者たちが、それが役に立とうが立つまいが、気にせずに、そういう些細な事実を集めた。だから、現在のわれわれの知識は、当時の知識に依存している。

哺乳類の皮膚腺を系統的に調べたのは、ウィーン大学の解剖学教授であった、ヨーゼフ・シャッファーという人である。この人には、『皮膚腺器官』という大著がある。もちろんドイツ語で書かれており、いまでは読む人もないであろう。

私は自然のディテールが好きだが、日本社会では歓迎されない。繊細なようで、日本人は自然をよく見ないところがある。哺乳類の肛門管などは、その典型であろう。動物それぞれを比較してみれば、ずいぶん違いがあって興味深い。しかし、そこに社会的価値観を持ち込むらしい。肛門を調べています。そんなことを言うと、変な顔をされてしまう。脳を調べているほうが、なんとなく立派そうな感じがするらしい。脳だって肛門だって、身体の一部には変わりがない。

そういう偏見がもっとも強く出るのが、たとえば人の裸であろう。ヘアヌードがどうこう言うが、私の職業では、すべてはヘアヌードである。ああいうものが問題になるのは、性に関わる偏見と、商業主義とが結合しているからであろう。問題にする人自体が、ヌードを性的にしか見ていないことを、告白しているだけのことである。肛門性交というのもあるが、だからといって、肛門の写真を売る人はいない。要するに問題は、商業主義とフロイド主義が一緒になっているだけのことである。

人間が裸でいるのがよくないのなら、人間であることをやめればいい。私は商業主義にもフロイド主義にも与《くみ》しない。そういう立場はしばしば誤解されるが、現代社会ではそれはやむをえないのであろう。私からすれば、現代人はほとんど性と金という狂気に冒されている。

あとがき

こういう古い話が本になるとは思わなかった。

私が解剖学教室を辞めたのは、もう十年近く前である。それ以前のことを考えると、なんだか前世という気がする。

もちろん、いまでも解剖学を教えないこともない。前世では解剖学はいちおう専門だったが、この世では違う。どちらかというなら、いまでは解剖は趣味である。だからこの本は趣味の本である。

それならいまの専門はなんだ。そう訊かれそうだが、もう還暦は過ぎたし、専門というほどのものはない。大学で所属している部門の名称は「人間科学」である。解剖学は典型的な人間科学ともいえるから、それなら解剖学は相変わらず専門の一部かもしれない。要はそういうことはどうでもいい年齢になったということである。

光文社の「宝石」に連載しているとき（一九九三年〜九五年）は、人体全部を語るつもりだった。その後だんだん忙しくなって、消化管で終わってしまった。解剖の勉強というのは、やってみればわかるが、じつはきわめて大変である。文献を調べると、知識の山である。解剖の歴史は古いから、人に関する知識もおびただしく溜まっている。それを理論的にまとめるには、動物に関する知識、つまり比較解剖学も必要である。比較解剖学で記述された知識は、おそらく一生かかっても、一人の人の頭に入り切れない。それほど多い。

文献を読めば済むかというなら、それでは不十分である。自分の目で確かめないと、肝心のところを間違えることになる。あるいは十分な理解が及ばない。しかし、そんなことをしていたら、解剖の勉強は永遠に終わらない。さらにその知識を一般向けに嚙み砕こうとすると、もはやどうにもならない。

近年、それに拍車をかけるように面倒な事情が生じている。科学論文がどんどん出版されることである。新しい知識がますます増える。それに追いつくだけで精一杯で、解説なんかしている暇はない。それが専門家の言い分であろう。

もう一生あれば、人体全体をやってみたいとは思っている。

二〇〇二年八月

養老孟司

【図版リスト】

＊『解剖学　第3巻　感覚器学・内臓学』（金原出版）
＊＊『図説人体博物館』（筑摩書房）

ちくま新書
363

からだを読む

二〇〇二年九月二〇日 第一刷発行
二〇〇三年五月三〇日 第四刷発行

著者 養老孟司（ようろう・たけし）

発行者 菊池明郎
発行所 株式会社 筑摩書房
東京都台東区蔵前二-五-三 郵便番号一一一-八七五五
振替〇〇一六〇-八-四一二三
装幀者 間村俊一
印刷・製本 三松堂印刷 株式会社
ちくま新書の定価はカバーに表示してあります。
ご注文・お問い合わせ、落丁本・乱丁本の交換は左記宛へ。
さいたま市北区櫛引町二-六〇四 筑摩書房サービスセンター
郵便番号三三一-八五〇七
電話〇四八-六五一-〇〇五三

ISBN4-480-05963-6 C0245